JN027347

75歳の親に知ってほしい！

HEALTHY EATING AND EXERCISE

筋トレと食事法

糖尿病専門医

大坂貴史

TAKAFUMI OSAKA

CROSSMEDIA PUBLISHING

食事や運動の正しい話が広がらないわけ

　突然ですが、日本の国民的漫画であるサザエさんに出てくる波平さんをイメージしてみてください。そう、今や絶滅危惧種の昭和の頑固おじいちゃんです。頭頂部は禿げて波々の毛が1本だけ生えています。彼、何歳に見えますか？　実は54歳です。もっと上に見えませんか？　サザエさんの新聞連載が掲載されたのは1946年〜1974年です。当時の日本の平均寿命は男性58.0歳、女性61.5歳です（1950年）■。2019年の平均寿命は男性81.41歳、女性87.45歳ですので、この70年あまりで男女とも20年以上も長生きになっています。それだけに現在の高齢者の人は今までと比べて若々しくなっています。また、100歳以上の年齢の人を百寿者と呼びますが、百寿者の人口も現在6万人以上いるとされていて、こちらも統計を取り始めた1963年の時の153人と比べて、大幅に増えています■。2007年以降生まれの50％以上の人が100歳以上生きるという話もあります。

　ただ、すべての人が若くて長生きであるわけではありません。平均寿命とは別に**健康寿命**という概念があります。健康寿命とは「健康上の問題で日常生活が制限されること

なく生活できる期間」のことを言います。**2019年の健康寿命は男性72.68歳、女性75.38歳**とされていて、先ほどの平均寿命との差は男性8.73歳、女性12.07歳です。この時間はつまり不健康で過ごしていた時間ですし、介護が必要である時間に近いです。こういった時間をどのように短くしていくのかというのが非常に大切になってきます。2019年の国民生活基礎調査によると介護が必要となる原因のうち1番は認知症、2番が脳血管疾患、3番が高齢による衰弱、4番が骨折・転倒となっています。いかにこれらの病気や状態にならないようにして過ごせるかというのが、高齢の人が元気で過ごすためにはすごく重要です。ですが、これらを避けるためにどのような生活をしたらいいのかということについてはあまり語られていません。

　初めまして。私は糖尿病を専門とする内科の医師です。普段から糖尿病を中心に内科の病気を診ています。糖尿病という病気はほとんど症状がないにもかかわらず、放置することで日常生活に支障を来すような合併症を引き起こす病気です。そのため、予防が必要となってきます。予防のためにお薬が必要なことはありますが、すべての基本は食事と運動です。食事や運動について患者さんに説明するためにはたくさんの知識が必要です。食事で言えば、栄養素、食品、調理の仕方、それにかかるお金などかなり幅広い知

識が必要ですし、運動もそのタイミングや強度や方法など多岐にわたります。また、食事は国など文化によっても異なりますし、運動はスポーツやヨガ、ピラティスなど無数に種類がありどれだけ知識があっても足りません。そして、意外に思うかもしれませんが、医学を学ぶ医学部で食事や運動についてはほとんど学びません。今は少しカリキュラムが変わっているのかもしれませんが、私が医学生の頃には食事や運動で健康になるということについての概念はもちろんのこと、その具体的な方法、手段、そして何よりそれの指導方法については一切教えてもらっていません。

　また、医師になってからも体系的に学ぶ機会はなかなかありません。つまり医師によって知識はかなり差があるということです。医師になってからそういったことに気づき、これはしっかりと勉強するしかないと思い、さまざまな論文や書物を読むようになりました。しかし、病院ではなかなかそれらを患者さんに活かすのは難しいということもあります。

　食事の話は栄養士さんがお話しすることでお代をいただけるため栄養士さんを雇えます。しかし、運動については運動指導をして患者さんからお代をいただくシステムがありませんので、専門の人を雇うことができません。もちろ

ん、医師が直接、食事や運動の知識を説明することもでき
ますが、診療時間が長くなってしまいますので、患者さん
をたくさん診ているクリニックや病院で食事や運動につい
てなかなかゆっくりお話しするのが難しいのです。

　本来ならば食事や運動でもっとよくなるはずなのに、そ
れを十分お話しする時間がない。私は医師になってからそ
の矛盾に対してすごく残念な気持ちでした。若い頃は患者
さんが少なかったため、十分に食事や運動について話す時
間がありましたが、だんだん患者さんが増えていき、現在
の私の外来では30分で4人というペースですので、ほと
んどお話をする時間がありません。また、実際にこのよう
な生活習慣で健康を維持するという話と病気になってから
初めて来る病院とは非常に相性が悪いわけです。病院の外
にいる人、つまりいま病院にかかっていない人や病院に通
院はしているが、生活習慣について知りたいと思っている
人たちがそれにあたるのですが、そういった人がどのよう
なもので情報を仕入れているかというと、テレビやSNS
が多いと思います。

　テレビやSNSには正しい情報ももちろんあるのですが、
センセーショナルでウケがよい話ほど見てもらいやすいと
いうこともあり、誤った情報ほど広がりやすい傾向にあり

ます。実際、その怪しい情報のために病気が悪くなった人をたくさん見てきました。その方は病院に通院している人でしたので、間違った情報で不健康になっていることに早く気づき、対応することができましたが、もし定期的に通院しておらずに検査などをすることができていなければ、誤った知識から手遅れの病気になってしまうことも起こりかねません。そういった人にもっと正しい情報を知ってもらう手段としてこのような書籍を読んでいただきたいと思っています。

　この書籍は**高齢の人がさらに元気で長生きできるためのエッセンスを食事と運動を中心に解説しています。**第1章では概論として、なぜ食事や運動が重要なのか、という話や、健康のために筋肉を維持することの大切さについて説明しています。第2章では食事についてです。主にインターネットではびこる食事に関する健康情報はかなりいい加減なものが多いです。これらについて解説しつつ、どういったことを大切にしたらいいのかについて説明します。第3章では筋トレを中心とした運動の話です。高齢の人にとってどのような運動が大切なのか、運動に関する常識をわかりやすく一つひとつ解説します。第4章の前半は睡眠の話です。睡眠はとても重要ですが、どうしてもなおざりになっていることが多いです。また、後半では高齢の人が

健康を維持する上でぜひとも知ってほしい健診やワクチンなどについて解説しています。食事や運動からは少し外れますが、とても重要なことですので、入れました。第5章では常識を変えてしまいそうな最近の論文を元にした興味深い話について解説しています。一つひとつ興味深い内容になっています。この書籍全体を通じて科学的な根拠を元に解説しており、私の個人的な意見や感想についてはできるだけ少なくしています。それは正しい情報というのは時代によって変化することはあっても普遍的な事実として存在し、誰でもアクセスできる内容であるからです。ただ、その情報を読み解くのに医学的な基礎知識やその分野の科学的な背景などを知らねばならず、なかなか簡単に理解することは難しいです。この本はそういった内容をわかりやすく解説することでさまざまな人に科学的に正しい健康に関する情報を知っていただきたいと考えています。

　　この本が皆様の健康につながることを祈念しています。

参考文献
1 厚生労働省　平均寿命の推移
　https://www.mhlw.go.jp/stf/wp/hakusyo/kousei/19/backdata/01-01-02-01.html
2 厚生労働省　百歳高齢者表彰
　https://www.mhlw.go.jp/content/12304250/000354926.pdf

Chapter 1
75歳以上でも、筋トレと食事は裏切らない

Chapter 2
科学的に証明された、よい食事

Chapter **3**
科学的に証明された、よい筋トレ

Chapter 4

科学的に証明された、よいリラクゼーションと予防医学

Chapter 5
最新論文の新常識
カレーを食べると
健康的？

75歳以上でも、筋トレと食事は裏切らない

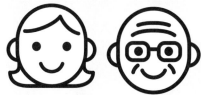

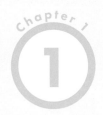

メタボからサルコへ

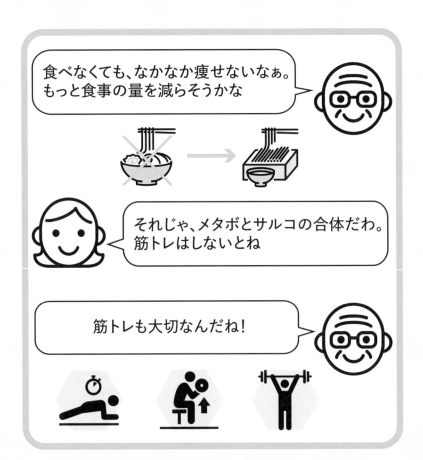

　メタボリックシンドロームという言葉を聞かれたことが
ある人は多いでしょう。これは**肥満であることだけではな
くそれに加えて、糖尿病や脂質異常症、高血圧症などの病
気がある状態です。**略して「メタボ」という風に呼ばれて
います。このメタボは日本では2005年に基準が設けられ、
さまざまな自治体や企業でメタボ健診として健診が実施さ
れています。なぜ、このような健診が全国で実施されてい
るかというとメタボリックシンドロームは心筋梗塞や脳梗
塞などの病気になりやすく、メタボリックシンドロームを
予防することでこれらの病気を予防できることが知られて
いるからです[1]。メタボの治療や予防は肥満に対するもの
と同じですので、食事を減らして痩せることにあります。

　メタボは主に中年における健康の問題ですが、**高齢者に
おける健康の問題の大きなひとつにサルコペニアというも
のがあります。**このサルコペニアというのは**筋肉が少なく
なることによって体力が落ち、介護状態につながる危険な
状態とされています。**サルコペニアはサルコ（筋肉）とペ
ニア（消失）という言葉をつなぎ合わせた造語で、1989年
に造られました。65歳以上の11〜24％がサルコペニアで
あると言われていて[2]、サルコペニアになると転倒しやす
く骨折もしやすいので、年をとった時にサルコペニアにな
らないような対策が重要となってきます。筋肉を維持する

ためには運動が大切だろうというのはイメージがしやすいと思いますが、実は食事量に関しても同様に重要です[3]。

　中年時代にはもっと食事を減らすことが健康につながっていたのが、人生のどこかでそれが逆に食事量を増やすことが健康につながるというなんとも真逆の現象が起きてしまうのです。多くの高齢の人は自然に食事を食べる量が減っていき、それに伴って痩せていくことでサルコペニアになりやすくなります。とくに**メタボ対策で食べすぎを注意されていた人は食事量が減って痩せてよかったと思っていたら筋肉ばかり減り、脂肪はそのままになってしまうサルコペニア肥満というメタボとサルコの両方とも合わさった状態**となってしまいます。このサルコペニア肥満はサルコ単独と比べてより不健康であることが報告されているため[3]、できるだけ避けたい状態です。

　食事面だけ考えますとメタボからサルコへの転換期を見逃さないようにすることが重要ですが、**一貫してどちらの対策でも重要なのが運動です。**メタボリックシンドロームにもサルコペニアにも身体活動を維持し続けるということが対策に必要不可欠です。厳密にはメタボリックシンドロームには有酸素運動が中心で、サルコペニアには筋肉トレーニング（筋トレ）が中心となっていますが、体を動か

さないことがどちらにも悪いことは間違いありませんので、人生において一貫して体を動かすことを大切にしてください。

年齢別健康目標に対するカロリーのギアチェンジと身体活動

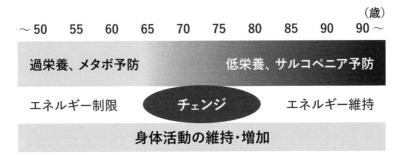

出所：著者作成

参考文献
[1] 厚生労働省　e-ヘルスネット　メタボリックシンドロームとは？
https://www.e-healthnet.mhlw.go.jp/information/metabolic/m-01-001.html
[2] サルコペニア診療ガイドライン 2017 年版
[3] Janssen I. The epidemiology of sarcopenia. Clin Geriatr Med. 2011 Aug;27(3):355-63.
https://pubmed.ncbi.nlm.nih.gov/21824552/

なんのために食事や
運動が重要？
科学的な情報の紐解き方

オリーブオイルがいいらしいよ。
アレにもコレにも、かけちゃおうかな？

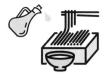

お父さん、脂質とりすぎには注意！
オリーブオイル ＝ 健康
ってことじゃないのよ

そういえば、どう健康的なのか
よく知らないなぁ

　食事や運動は健康のために大切です！　という話に、
「へぇ〜それは初めて聞いた！」という人は、まずいない
と思います。だいたいの人は、「うんうん」と頷いてくれる
ことでしょう。さて、では「どうして食事や運動が大切だ
と思いますか？」「食事や運動をよくすると、どのような
メリットがありますか？」となると、「あれ？　どうだっけ
……？　よいのはわかっているんだけど……」という人は
多いのではないでしょうか。ここでは「食事や運動は健康
によい」ということがどのような科学的な情報によって成
り立っているのか？　について具体的に考えていきたいと
思います。

　まず、科学的な情報というのは学術論文というものに
よって成り立っています。この学術論文では「どのような
対象(人？　糖尿病の人？　マウス？)」に「どのような介
入(お酢を飲む？　運動をする？　薬を飲む？)」をする
と「どういう人(お酢を飲まない人？　運動をしない人？
薬を飲まない人？)」と比べて「どのような結果(寿命が
長い？　心臓病になりにくい？　検査結果がよい？)」が
あった、ということが書かれています。

　例えば、「オリーブオイルが健康によい」という話があり
ます。聞いたことがある人も多いと思いますし、よくテレ

ビでも見聞きしますよね。私の周りでも、オリーブオイル
は健康によいからと、なんでもオリーブオイルをかけたり、
トンカツを揚げるためにサラダ油ではなく、オリーブオイ
ルで揚げたりする人もいるぐらいです。

　さて、これについて実際の論文[1]では先ほどの枠組みで
どうなっているかについて確認すると、「スペインで行わ
れた複数の施設に通院する心血管病になりやすい病気を
持っていて心血管病はなかった7447人の参加者(55〜80
歳、女性57％)」に「エキストラバージンオリーブオイル
を加えた地中海食を指示する」と「食事中の脂肪分を減ら
すためのアドバイスのみした」と比べて「31％心血管病に
なりにくかった」と記載されています。ざっくりとした話
では確かに、「オリーブオイルは健康によい」と言えなくも
ないのですが、本当に当てはまる話なのでしょうか？　と
くに食事に関しては国が違えば文化も違います。スペイン
料理を思い浮かべていただければわかると思うのですが、
日本人の我々と基本となる食事は一緒でしょうか？　普段
の食事にプラスしてオリーブオイルをかけたり、オリーブ
オイルで揚げたトンカツを食べることが心血管病になるこ
とにつながるといえるでしょうか。また、オリーブオイル
とサラダオイルやごま油を比べたわけではありませんので、
例えばサラダオイルからオリーブオイルに変える意味はあ

るのでしょうか。今回紹介した研究は人間を対象とした研究ですが、**中には細胞やネズミを対象とした研究しかないのに、「〇〇は健康によい」と言い切ってしまったりしています。**非常に危険です。

　科学的な情報を読む時に**「誰を対象」**に**「どのようなこと」**をすると**「どのようなことをしている」**人と比べて**「どのような効果があった」**という大切な軸があるということは知っておいてよいと思います。

参考文献

[1] Estruch R, et al. PREDIMED Study Investigators. Primary Prevention of Cardiovascular Disease with a Mediterranean Diet Supplemented with Extra-Virgin Olive Oil or Nuts. N Engl J Med. 2018 Jun 21;378(25):e34.
https://pubmed.ncbi.nlm.nih.gov/29897866/

Exercise is Medicine
(運動は薬です)

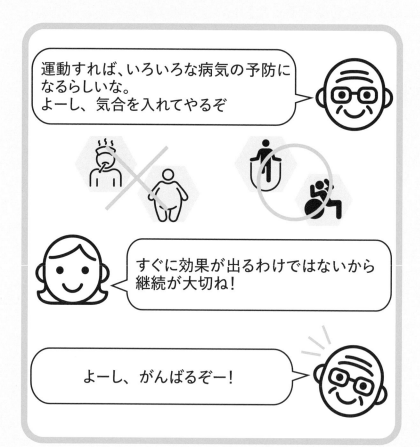

「Walking is the best medicine to us human beings.(歩くことは人間にとって最良の薬である)」という言葉があります。これを言ったのは誰かご存知でしょうか？　こちらは、紀元前400年頃、「医学の父」と呼ばれるヒポクラテスの名言です。あまり薬という概念がないこれだけ古い時代から運動をすることは薬のように健康によいと言われてきたのですね。

そして、それからの医学の発展は薬の発展でもあります。さまざまな薬の研究・開発が行われ、今まで治らなかった病気が治り、救えなかった命が救えるようになってきました。そのような現代でおいてでさえ、「Exercise is Medicine.(運動は薬です)」と言われています。

この「Exercise is Medicine」という言葉はアメリカスポーツ医学会において、すべての人が健康になるための大きな手段として運動を推進していこう！　という目的のための組織として存在して(https://www.exerciseismedicine.org/)いまして、頭文字をとって**EIM**と略します。日本においては日本臨床運動療法学会の下部組織として、「EIM Japan」というものが存在し(https://eimj.jp/)、主に医療者や指導者に運動療法についての情報発信を行っています。プロローグでも述べたように運動について学べる機会はあ

まりありませんので、このような活動は非常に重要です。

　医学研究のない紀元前からなぜ、運動の健康への影響が知られていたのかははっきりしていませんが、現代の医学では運動にさまざまな効果があるとされています。成人を対象として運動をしている人は運動をしていない人に比べて、総死亡率の低下、心臓疾患の発症予防・死亡率の低下、2型糖尿病・高血圧症の発症予防、一部のがん(膀胱がん、乳がん、大腸がん、子宮内膜がん、食道腺がん、胃がん、腎がん)の発症予防、肥満の予防・改善、骨粗鬆症の予防、不安やうつの症状の軽減、認知機能の健康、睡眠の質の向上などの効果があり、高齢者ではそれらに加えて、転倒や骨折の予防などが期待できると言われています。子どもにおいては体力（心肺体力・筋力）の向上、心血管代謝の健康（血圧、脂質異常症、血糖値、インスリン抵抗性）、骨の健康、認知的健康(学業成績、実行機能)、精神的健康(うつ症状の軽減)、および肥満の減少などが期待されます。妊娠中・産後の女性では妊娠中毒症、妊娠高血圧症、妊娠糖尿病、過剰な妊娠中の体重増加、分娩合併症および産後うつ、また産まれてくる赤ちゃんのお産に関係する病気の可能性を減らすことができると言われています[1]。

　運動は老若男女問わずにこれだけ健康に対するさまざま

な効果があることがわかっていますので、「運動は薬だ」と
はっきり言えるわけです。というよりむしろ**これだけさま
ざまな人を対象として効果が期待できる薬はこの世の中に
存在しないため、むしろ圧倒的に薬以上と言っても過言で
はありません**よね。

　ただ、運動には即効性はありません。**毎日少しずつでも
続けることに意味があります。普段から体を動かす習慣が
あなたを健康にするのです。**

　どうですか？　運動したくなってきましたか？

参考文献
1 WHO 身体活動・座位行動 ガイドライン（日本語版）
　https://apps.who.int/iris/bitstream/handle/10665/337001/9789240014886-jpn.
　pdf?sequence=151&isAllowed=y

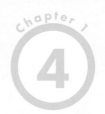

運動にはどのような 種類があるの？

歩くのが好きだから、ウォーキングで
1万歩以上目指すぞ

とてもよいことね！　それに加えて
いろいろな種類の運動を取り入れた
ほうがいいらしいよ

ウォーキング以外だと、筋トレくらい
しか、思い浮かばないなぁ

　運動というと何か大変なことをしないといけない！　というイメージがあるかと思いますが、実は運動にもさまざまな種類があります。運動を大きく分けると、3つのことを意識するのがよいとされています**1**。

　1つ目は**有酸素運動**です。有酸素運動にはウォーキング、ランニング、サイクリング、スイミングなど**「下半身中心〜全身を使う運動」**で、一般的に運動といえばこういった活動が多いイメージですね。これらの運動はその強度別にさらに2つに分けられます。ひとつはウォーキングに代表されるような軽い運動で、**「歩くこと」**です。こちらはほとんど心臓には負担をかけないためかなり長い時間でも実施することができます。もうひとつは**「中高強度身体活動（MVPA）」**と呼ばれるものでランニングをしたりスイミングをしたり、**「歩くこと」**と比べると胸がドキドキしたり、長く続けることで息が切れたりするような運動のことです。

　このどちらも重要です。WHOのガイドラインではこのMVPAに目標値が設定されており、「中強度の有酸素性の身体活動を週に少なくとも150〜300分、高強度の有酸素性の身体活動を少なくとも75〜150分、または中強度と高強度の身体活動の組み合わせによる同等の量を行うべきである」とされています。軽いランニングであれば毎日22分

ほどと結構な量です。しかし、大切なことはこの目標量を こなさないと意味がない、ということではなく、あくまで も目標であって、**「少しの身体活動でも、何もしないより はよい。推奨量を満たしていない場合でも、ある程度の身 体活動により健康効果が得られる」**と言われています。こ れは後から出てくる運動全てにおいても同じです。

　2つ目は**筋力向上活動**です。筋肉トレーニング(筋ト レ)とバランストレーニング(ヨガなど)があげられます。 筋トレは先ほどの有酸素運動と比べて筋肉量や筋力を増や しやすい運動になります❷ので、とくにご高齢の人にはか なり重要です。筋トレというと「一部のボディビルダーの ような特殊な人だけがしている運動」みたいなイメージが あるかと思いますが、全く違います。先ほどのWHOのガ イドラインには**「筋力強化は全ての人の健康に役立つ」**と 力強いメッセージがあります。ご高齢の人だけでなく、す べての人におすすめです。また、とくにご高齢の人にはバ ランストレーニングもとても大切です。このバランスト レーニングにはヨガ、太極拳などがあり、バランスと協調 の能力を維持することを目的にしています。ご高齢の人は 転倒から骨折により寝たきりなど要介護状態へ繋がりやす いので、これらの運動は転倒の予防としてとても重要です。

　そして、WHOのガイドラインでは週に2日以上の筋トレと週3日以上のバランストレーニングがすすめられています。先ほどと同じようにこちらもひとつの基準ですので、**「少しの運動は、何もしないよりはよい」**ということは覚えておいてくださいね。

　3つ目は**座っている時間を減らす**、ということです。座っている時間とはテレビを見たり本を読んだりパソコンを見たり、の時間です。「冬場はこたつでずっとテレビを見ている」という人も多いのではないでしょうか？　実は座っている時間が長いことは心臓や血管の病気だけでなく、がんや2型糖尿病のリスクを高めることがわかっています。さらに、死亡率も上昇してしまうのです❸。また**「座り過ぎによる健康への悪影響」は「運動による健康へのよい影響」で打ち消しきれない**こともわかっています。つまり、先述の有酸素運動や筋トレなど積極的に運動を頑張っていたとしても、やはり座りすぎには気をつけないといけないということです❶。ですので、運動をすることとは別に座りっぱなしの時間をとにかく減らすことが大切です。座る時間を、どのような身体活動（強くても弱くても）に置き換えても健康効果が得られます❸。

大切なことはこの有酸素運動、筋力向上トレーニング、座っている時間を減らすの３つ(細かく分けると**「歩く」**「MVPA」「筋トレ」「バランストレーニング」「座っている時間を減らす」の５つ)の運動はそれぞれが健康への効果が独立して存在するので、1つするだけでも健康に近づきますし、もちろんそれぞれ５つすべて実施するとさらに健康になりますので、可能な限りすべて実施したいですね。

参考文献

[1] WHO 身体活動・座位行動 ガイドライン (日本語版)
https://apps.who.int/iris/bitstream/handle/10665/337001/9789240014886-jpn.
pdf?sequence=151&isAllowed=y

[2] Grgic J, et al. Does Aerobic Training Promote the Same Skeletal Muscle Hypertrophy as Resistance Training? A Systematic Review and Meta-Analysis. Sports Med. 2019 Feb;49(2):233-254.
https://pubmed.ncbi.nlm.nih.gov/30341595/

[3] GOV.UK 2019. UK Chief Medical Officers' Physical Activity Guidelines.
https://www.bristol.ac.uk/media-library/sites/sps/documents/cmo/UOB%20Quick%20Guide%20to%202019%20UK%20CMO%20Physical%20Activty%20Guidelines.pdf

筋肉があることは
あらゆる健康につながる

筋肉のことなんて、
考えたことなかったなぁ

 筋肉には身体を動かす以外に
さまざまな働きがあるんだって

そっか、筋肉がどういう役割なのかは
知っておきたいね

筋肉というと力こぶのイメージをされる人がいらっしゃるかと思いますが、実は筋肉には**「平滑筋」「心筋」「骨格筋」**の3つがあります。**「平滑筋」**とは自分の意思ではコントロールできないため不随意筋とも呼びますが、血管の周りや内臓などの働きを行う筋肉のことです。焼肉屋さんへ行った時に食べる「ホルモン」がこれに当たります。そして、**「心筋」は心臓の筋肉でこちらも自分の意思ではコントロールできませんが、常に動き続けています。**焼肉で言うと「ハツ」の部位ですね。今回お話する筋肉はそれらではなく、**「骨格筋」と呼ばれる自分の意思で動かすことのできる筋肉のことです。**

　意外に思うかもしれませんが、筋肉は「縮めることと、緩めること」しかできません。例えば肘を曲げる場合は、力こぶ側の筋肉(上腕二頭筋)が収縮し、逆に肘を伸ばす時には力こぶとは反対側の筋肉(上腕三頭筋)が収縮することで動かしています。ご自身で触るとわかりやすいのでぜひ肘を曲げたり伸ばしたりしながら触ってみてください。体を動かすのには筋肉がないと動かないのです。また、筋肉を収縮させるためにはエネルギーが必要です。

　これらの筋肉の役割は関節を動かすことによって体を動かすことですが、最近、この筋肉が**マイオカイン**という物質を出すことが注目されています[1]。このマイオカインは筋肉から分泌された後に筋肉に作用する他、血液にのって

脳、骨、肝臓、膵臓、腎臓、小腸、大腸などさまざまな臓器によい影響を与えることがわかってきました。**具体的には血管に働き、動脈硬化の予防を助けたり** [2]**、骨粗鬆症の進行を遅らせたり** [3] **などの働きがある可能性が報告されています。**

　このマイオカインが関係しているかどうかはまだはっきりはしていませんが、筋肉や筋力が少なかったりすることは不健康であることと関係しているとわかっています。例えば、**韓国で行われた20万人を対象とした研究で筋肉の量が少ないことが2型糖尿病のなりやすさと関係していました** [4]。その他にも非アルコール性脂肪肝やメタボリックシンドロームなどの代謝疾患 [5]、高血圧症 [6]、骨粗鬆症 [7]、また近年ずっと話題になっていた新型コロナウィルスに関しても、**筋肉が少ないことがコロナによる重症化や死亡リスクと関係したことが報告されています** [8]。また、筋肉が少なくなることで転びやすくなるということが言われており、先ほどの骨粗鬆症と加えると骨折なども心配ですし、体が動けないことでさらに筋肉が減ってしまうこともあります [9]。

　2022年に行われた最新の研究 [10] を紹介します。この研究は握力と健康指標の関係を調べた48の研究をまとめたもので、300万人を分析しています。その結果、**握力が弱くなると心血管病、がん、すべての原因による死亡率が高**

くなることが明らかになりました。

　つまり、筋肉が少なくなると、代謝や体を動かす機能が悪くなってしまい、マイオカインなどが出ないことも関係してか、さまざまな健康への悪影響がある、ということです。まさに、「健康は筋肉」ですね。

参考文献

[1] Bay ML, Pedersen BK. Muscle-Organ Crosstalk: Focus on Immunometabolism. Front Physiol. 2020 Sep 9;11:567881.
https://pubmed.ncbi.nlm.nih.gov/33013484/

[2] Fujie S, et al. Reduction of arterial stiffness by exercise training is associated with increasing plasma apelin level in middle-aged and older adults. PLoS One. 2014 Apr 1;9(4):e93545.
https://pubmed.ncbi.nlm.nih.gov/24691252/

[3] Kirk B, et al. Muscle, Bone, and Fat Crosstalk: the Biological Role of Myokines, Osteokines, and Adipokines. Curr Osteoporos Rep. 2020 Aug;18(4):388-400.
https://pubmed.ncbi.nlm.nih.gov/32529456/

[4] Hong S, Chang Y, Jung HS, Yun KE, Shin H, Ryu S. Relative muscle mass and the risk of incident type 2 diabetes: A cohort study. PLoS One. 2017 Nov 30;12(11):e0188650
https://pubmed.ncbi.nlm.nih.gov/29190709/

[5] Kim G, Kim JH. Impact of Skeletal Muscle Mass on Metabolic Health. Endocrinol Metab (Seoul). 2020 Mar;35(1):1-6.
https://pubmed.ncbi.nlm.nih.gov/32207258/

[6] Han JM, et al. Low relative skeletal muscle mass predicts incident hypertension in Korean men: a prospective cohort study. J Hypertens. 2020 Nov;38(11):2223-2229.
https://pubmed.ncbi.nlm.nih.gov/32618894/

[7] Kirk B, et al. Osteosarcopenia: epidemiology, diagnosis, and treatment-facts and numbers. J Cachexia Sarcopenia Muscle. 2020 Jun;11(3):609-618.
https://pubmed.ncbi.nlm.nih.gov/32202056/

[8] Siahaan YMT, et al. Coronavirus disease 2019 (Covid-19) outcomes in patients with sarcopenia: A meta-analysis and meta-regression. Clin Nutr ESPEN. 2022 Apr;48:158-166.
https://pubmed.ncbi.nlm.nih.gov/35331486/

[9] Van Ancum JM, et al. Muscle mass and muscle strength are associated with pre- and post-hospitalization falls in older male inpatients: a longitudinal cohort study. BMC Geriatr. 2018 May 16;18(1):116.
https://pubmed.ncbi.nlm.nih.gov/29769029/

[10] López-Bueno R, et al. Thresholds of handgrip strength for all-cause, cancer, and cardiovascular mortality: A systematic review with dose-response meta-analysis. Ageing Res Rev. 2022 Dec;82:101778.
https://pubmed.ncbi.nlm.nih.gov/36332759/

糖尿病になると
筋肉が落ちる？

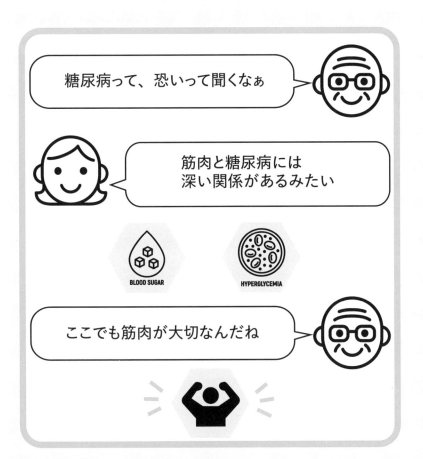

糖尿病って、恐いって聞くなぁ

筋肉と糖尿病には
深い関係があるみたい

BLOOD SUGAR

HYPERGLYCEMIA

ここでも筋肉が大切なんだね

「最近、筋肉が落ちてきたな。運動不足かな？」と思われる人、いらっしゃいますね。たしかに、運動不足だと筋肉が落ちてくるのですが、実はそれ以外のことが原因でも筋肉は落ちてしまうのです。具体的には**栄養因子（食事量・たんぱく質・ビタミンなどの摂取不足）、生活習慣（座位時間の延長、肥満、喫煙）、体液性因子（感染症、炎症、酸化ストレス）、神経系因子（脳梗塞、神経毒、筋炎）、ホルモン因子（テストステロン、エストロゲン、成長ホルモン、インスリン）**などです[1]。

　ここで糖尿病について詳しく解説していきます。**糖尿病とは血糖値を下げるホルモンであるインスリンの作用不足により血糖値が高くなってしまう病気です。インスリンは膵臓でつくられます。**糖尿病と筋肉量の減少についての16件の研究をまとめた報告[2]では、糖尿病がある人は糖尿病がない人に比べて約２倍サルコペニアになりやすいと言われています。またこの傾向はどちらかというと若い時から糖尿病であった人の方が、筋肉量が減りやすいと言われていています。つまり、**糖尿病になってからの期間が長ければ長いほど、筋肉量が減りやすい**のです。日本で行われた調査[3]では、**糖尿病でない人に比べて、糖尿病になってから15年以上経っている人は4.6倍筋肉が減りやすい**と報告されています。また先ほども述べたように糖尿病が

あると筋肉が減りやすいことも知られています[4]。つまり、糖尿病と筋肉は相互の関係になっており、なんらかの理由で筋肉が減ってしまえばエネルギーを使うところがなくなることによって糖尿病になり、糖尿病になることによってさらに筋肉が減り、と悪循環に陥ってしまうのです。

　さて、どうして糖尿病があると筋肉が減りやすいのかについてはさまざまなことが言われています。ひとつは**糖尿病性神経障害**です。糖尿病で血糖値が高い状態が長い間続くと、神経の機能が落ちる糖尿病性神経障害と呼ばれる状態が進んできます[5]。この神経障害では筋肉を動かす力を弱めてしまうことがあるので、それによって筋肉自身が機能しなくなり、筋肉がだんだん小さくなっていきます。この糖尿病性神経障害は糖尿病に成りたての人には起きませんので、先ほどの日本の報告のように糖尿病になってからの期間が長い人が筋肉の量が減りやすいのもうなずけます。もうひとつの原因は**インスリンの作用不足**です。インスリンというホルモンは細胞の中にグルコース(糖)を取り込む働きをしているのですが、もちろん筋肉においても同様に糖分やアミノ酸を取り込む働きをしています[6]。このインスリンの働きが落ちてしまうと筋肉の栄養である糖分や、筋肉をつくるのに大切なアミノ酸が筋肉の中に入ってくるのが難しくなることによって、筋肉が大きくなることがで

きず、筋肉量が減ってしまう原因となるのです。また、**血糖値が高いことそのものが筋肉を減らします。**それについてもいろいろな説があるのですが、**血糖値が高くなることで筋肉を壊す物質を増やしてしまい、それによってどんどん筋肉が壊れていき、筋肉の量が減る**という説 7 が主流です。こちらも血糖値が高い期間が長ければ長いほど筋肉に対して悪影響を及ぼすので、先ほどの報告とも一致しますね。

　全てにおいて大切なのはいずれも糖尿病があるかどうか、ということに加え、血糖値が高いことが悪影響を与えます。**糖尿病があってもしっかり血糖値を下げればこのようなことは起きにくいことが期待できます**ので、糖尿病であることがわかれば、しっかり血糖値を管理できるようにしましょう。

参考文献

[1] Zembroń-Łacny A, et al. Sarcopenia: monitoring, molecular mechanisms, and physical intervention. Physiol Res. 2014;63(6):683-91.
https://pubmed.ncbi.nlm.nih.gov/25157651/

[2] Qiao YS, et al. The Association Between Diabetes Mellitus and Risk of Sarcopenia: Accumulated Evidences From Observational Studies. Front Endocrinol (Lausanne). 2021 Dec 23;12:782391.
https://pubmed.ncbi.nlm.nih.gov/35002965/

[3] Nakamura K, et al. Midlife and late-life diabetes and sarcopenia in a general older Japanese population: The Hisayama Study. J Diabetes Investig. 2021 Oct;12(10):1899-1907.
https://pubmed.ncbi.nlm.nih.gov/33742564/

[4] Hong S, Chang Y, Jung HS, Yun KE, Shin H, Ryu S. Relative muscle mass and the risk of incident type 2 diabetes: A cohort study. PLoS One. 2017 Nov 30;12(11):e0188650.
https://pubmed.ncbi.nlm.nih.gov/29190709/

[5] Partanen J, et al. Natural history of peripheral neuropathy in patients with non-insulin-dependent diabetes mellitus. N Engl J Med. 1995 Jul 13;333(2):89-94.
https://pubmed.ncbi.nlm.nih.gov/7777034/

[6] Bonadonna RC, et al. Effect of insulin on system A amino acid transport in human skeletal muscle. J Clin Invest. 1993 Feb;91(2):514-21.
https://pubmed.ncbi.nlm.nih.gov/8432860/

[7] Hirata Y, et al. Hyperglycemia induces skeletal muscle atrophy via a WWP1/KLF15 axis. JCI Insight. 2019 Feb 21;4(4):e124952.
https://pubmed.ncbi.nlm.nih.gov/30830866/

禁煙は重要。
でも難しい。

タバコ、好きなんだよなぁ

 何歳からでもやめたら健康に
なるらしいよ

もう年だから意味がないと思っていた。
禁煙外来でも考えてみるかなぁ

　あなたはタバコを吸っていますか？　もし吸っているなら吸い始めたきっかけは何でしたか？　令和元年度の国民健康栄養調査**1**によると、現在習慣的に喫煙をしている人の割合は16.7％で、男性 27.1％、女性 7.6％です。この10年間で年々減っていますが、30〜60歳の男性では3割と他の年代に比べて多いです。

　有名な話ではありますが、**タバコは肺気腫、がん、心血管病、その他いろいろな病気と関連**しており、日本では年間12万人以上が、タバコが原因の病気で亡くなっています**2**。また、**タバコを吸っていると、糖尿病になりやすい**と言われています**3**。そして、とても大切なことは**タバコをやめると何歳であっても健康上のメリットがある**ということです。アメリカで約20万人を分析した研究ではタバコを継続して吸っている人はそうでない人に比べて平均余命が10年以上短かったのに対して、25〜34歳、35〜44歳、45〜54歳で禁煙した人は、そのまま喫煙を続けた人より、約10年、9年、6年寿命が延びていることがわかりました**4**。よくご高齢の人が「これだけ年をとっているのだから、いまさら禁煙してもムダでしょ……」とおっしゃるのですが、**80歳以上でもタバコをやめるメリットはある**と言われています**5**ので、年齢は気にしないでいただきたいです。寿命が延びる他、禁煙は喫煙によって増えてし

まう肺気腫、糖尿病、胃潰瘍、歯周病、白内障、感染症、骨折などの病気のリスクを軽減します[6]。喫煙は手術の傷が治りにくくなるという合併症もありますが、それも禁煙によって改善します。

　こういった禁煙のメリットがあるとわかっていても、禁煙をすることはとても難しいです。**それはタバコを吸っている人の多くは依存症になっているからです。**この依存には身体的依存と精神的依存があります[7]。身体依存が原因で、タバコから体に入れていたニコチンが体から抜けることによる離脱症状がおきます。また、「イライラするからその解消にタバコを吸っている」という話もよく聞きますが、これは精神的依存と呼ばれています。これは実はニコチンが体から抜けてそれをタバコで補充することで補っているだけですし、タバコを吸わない人は「あー、タバコ吸いたい！」とはならないのです。また、周りの友人が吸っていたり、喫煙室での会話だったりなど社会的な依存も存在し、タバコをやめることを難しくしています。

　禁煙を実行するためにはどのようなことをしたらよいのでしょうか。3つの方法[8]についてお伝えします。**1つ目は喫煙に結びついている自分の生活行動を改めることです。**例えば朝にタバコを吸う人は朝の洗顔、歯磨き、朝食など

のルーティンの順番を変えることでタバコを吸えないようにしましょう。また、食後に吸う人は食後すぐに席を立ち、タバコを吸えないようにしましょう。**2つ目はタバコを吸うきっかけとなる環境を変えることです。**まず、タバコを吸うために必要なタバコ、ライター、灰皿などを捨てます。また、タバコが吸える喫茶店、パチンコなどを避けましょう。また、自分の周りの人に「禁煙した！」と宣言することも有効です。吸うために必要な労力をできるだけ増やしましょう。**3つ目はタバコを吸いたくなった時に代わりに何か他のことをすることで切り替えを行うことです。**イライラした時は深呼吸をする、水やお茶を飲む、口さみしい時にはガムなどをかむ、手持無沙汰の時にはプラモデルなどの細かい作業をするなど、です。重要なことはこれらの行動を変えることだけではなく、**病院の禁煙外来を利用すると禁煙の助けになる薬があり、両方を組み合わせることで禁煙の可能性がぐんと上がることです**[9]。ぜひ、禁煙外来を利用しましょう。

参考文献

[1] 国民健康・栄養調査結果の概要　厚生労働省　令和元年
https://www.mhlw.go.jp/content/10900000/000687163.pdf

[2] Ikeda N, et al. What has made the population of Japan healthy? Lancet. 2011 Sep
17;378(9796):1094-105.
https://pubmed.ncbi.nlm.nih.gov/21885105/

[3] Willi C, et al. Active smoking and the risk of type 2 diabetes: a systematic review and meta-
analysis. JAMA. 2007 Dec 12;298(22):2654-64.
https://pubmed.ncbi.nlm.nih.gov/18073361/

[4] Jha P, et al. 21st-century hazards of smoking and benefits of cessation in the United States. N
Engl J Med. 2013 Jan 24;368(4):341-50.
https://pubmed.ncbi.nlm.nih.gov/23343063/

[5] Gellert C, et al. Smoking and all-cause mortality in older people: systematic review and meta-
analysis. Arch Intern Med. 2012 Jun 11;172(11):837-44.
https://pubmed.ncbi.nlm.nih.gov/22688992/

[6] UpToDate Benefits and consequences of smoking cessation
https://www.uptodate.com/contents/benefits-and-consequences-of-smoking-cessation?search=smok
ing&source=search_result&selectedTitle=2~150&usage_type=default&display_rank=2

[7] 日本呼吸器学会 COPD(慢性閉塞性肺疾患) 診断と治療のためのガイドライン 2022〔第 6 版〕
https://www.jrs.or.jp/publication/file/COPD6_20220726.pdf

[8] 日本循環器学会 禁煙ガイドライン
https://www.j-circ.or.jp/cms/wp-content/uploads/2020/02/JCS2010murohara.h.pdf

[9] Stead LF, et al. Combined pharmacotherapy and behavioural interventions for smoking cessation.
Cochrane Database Syst Rev. 2016 Mar 24;3(3):CD008286.
https://pubmed.ncbi.nlm.nih.gov/27009521/

筋肉が落ちたのは
年のせい？
それとも生活のせい？

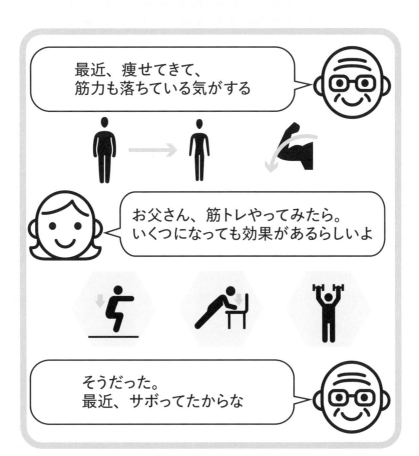

最近、痩せてきて、
筋力も落ちている気がする

お父さん、筋トレやってみたら。
いくつになっても効果があるらしいよ

そうだった。
最近、サボってたからな

「若い時には筋肉があったのに、だんだん筋肉が減ってきたなぁ」という人、多くいらっしゃると思います。「6.糖尿病になると筋肉が落ちる？」でも、お話ししましたが、筋肉が減るのは運動不足だけでなく、さまざまなことが原因として存在します。具体的には、栄養、生活習慣、体液性、神経系、ホルモンなどでしたね。年をとって筋肉が落ちやすくなるというのはこれらのすべての原因が関係しています。まず、**年をとると食欲が落ちやすくなります**[1]。これは「年をとってたくさん食べられなくなったなぁ」と実感されている人も多いかと思います。なぜこのようなことが起きるのかについてはさまざまなことが関係していると言われています。胃の出口の辺りの幽門と呼ばれる部分が硬くなり伸びにくくなることでたくさん食べた時に、胃の内容物が胃の中で溜まりやすくなることで満腹を感じやすくなります。また、コレシストキニンという胃腸満腹ホルモンも年とともに増えることが知られており、このホルモンが増えることで満腹を感じやすくなります。また、病気になった時にさらに食欲が落ちるため、病気をきっかけにさらに筋肉の減少へ繋がります。

　ご高齢の人は感染症に罹りやすく[2]、年齢とともに慢性の炎症状態にあります[3]。肺炎やインフルエンザなどの感染症にかかった時の回復も遅いため、何か病気をするたび

にどんどん筋肉が減っていき、回復していくうちに新しく感染することも稀ではありません。そういったことから筋肉をつけるのに不利な状態にあります。

　年をとってくると筋肉を増やす働きがあるホルモンも減ってきます。男性ホルモンであるテストステロン、女性ホルモンであるエストロゲン、その他成長ホルモンやインスリンも年齢とともに減少していき、それら**ホルモンが減ることが筋肉の減少と関係しています。**実際、男性ホルモンが欠乏するLOH症候群と呼ばれる病気では、男性ホルモンである**テストステロンの不足により筋肉量が減る**ということが知られています4。

　これら筋肉が増えにくい環境にあることは事実ですが、それに加えて座っている時間が長い、運動不足などによって筋肉はさらに減ってしまいます。生活習慣だけが原因ではないですが、生活習慣や食事ぐらいしか自分でできることはありません。

　ちょっと極端な例えではありますが、アーネスティン・シェパードというアメリカの方を紹介しましょう。彼女は56歳の時に妹と水着を買いに行った時に、自身の身体の崩れを自覚したところから彼女の人生は変わりました。

毎日運動をして食事に気をつけ、71歳の時にボディビル大会で優勝、74歳の時に最高齢ボディビルダーとしてギネス認定されています。現在も87歳で現役のボディビルダーとして活躍されています[5]。また、過去の報告[6]においても**平均年齢80歳のサルコペニア高齢者を対象とした研究で、必要なエネルギーと年齢に応じた運動の実施で、筋肉量と筋力の上昇を認めたと報告されています。**

　筋肉を増やす、維持することには遅いということはありませんので、いくつになっても意識をしていただくのがよいと思います。ただ、先ほどあげた背景が高齢者にはあり、中には治療可能な病気もありますので、その辺りも把握しながら筋肉を意識していくのがよいと思います。

参考文献

[1] Morley JE. Anorexia of ageing: a key component in the pathogenesis of both sarcopenia and cachexia. J Cachexia Sarcopenia Muscle. 2017 Aug;8(4):523-526.
https://pubmed.ncbi.nlm.nih.gov/28452130/

[2] Gavazzi G, Krause KH. Ageing and infection. Lancet Infect Dis. 2002 Nov;2(11):659-66.
https://pubmed.ncbi.nlm.nih.gov/12409046/

[3] Franceschi C, et al. Inflammaging: a new immune-metabolic viewpoint for age-related diseases. Nat Rev Endocrinol. 2018 Oct;14(10):576-590.
https://pubmed.ncbi.nlm.nih.gov/30046148/

[4] 男性の性腺機能低下症ガイドライン作成委員会 男性の性腺機能低下症ガイドライン 2022
http://jspe.umin.jp/medical/files/guide20230217.pdf

[5] Wikipedia Ernestine Shepherd
https://en.wikipedia.org/wiki/Ernestine_Shepherd

[6] Rondanelli M, et al. Whey protein, amino acids, and vitamin D supplementation with physical activity increases fat-free mass and strength, functionality, and quality of life and decreases inflammation in sarcopenic elderly. Am J Clin Nutr. 2016 Mar;103(3):830-40.
https://pubmed.ncbi.nlm.nih.gov/26864356/

口の健康と体の健康

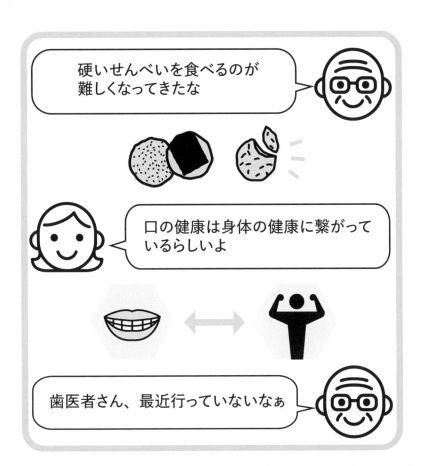

硬いせんべいを食べるのが
難しくなってきたな

口の健康は身体の健康に繋がって
いるらしいよ

歯医者さん、最近行っていないなぁ

皆さんは「なんでも噛んで食べられますか？」令和元年の国民健康栄養調査[1]によると、約25％の人がなんでも噛んで食べられないようです。また、「左右両方の奥歯でしっかり噛みしめられない」と答えた人の数は20歳代で17％であるのに対して、60歳以上では40％以上を占めます。このように年をとれば歯を含めた口の中の健康に悩んでいる人が増えることが知られています。こういった口の機能の衰えは最近、**「オーラルフレイル」**と呼ばれています[2]。フレイルとは「加齢により心身が老い衰えた状態」ということですので、口の中の衰え、という意味になります。このオーラルフレイルは先ほどの「噛みにくい」などの症状の他に、「滑舌が悪くなる」「食べこぼす」「少しむせるようになる」「口の中が乾燥する」といったことから始まり、見逃しやすく、気づきにくい点に注意が必要です。また、年をとることで粘膜が薄くなり、歯肉が後退することで虫歯になりやすくもなります[3]。進んでくると飲み込むことが難しくなったりもしますが、これには喉の周りの筋肉が弱くなったり、食道の入口が硬くなることで食べ物が通りにくくなることが関係しています[4]。

　このように口の中の健康が失われていきますと、食べられるものが限られてくることから柔らかいものしか食べられなくなったり、食べることそのものが苦痛になることで食事がとれなくなったりします。それによって必要なカロ

リーや栄養がとれなくなっていきます。そうなると、ますます噛む力や飲み込む力が失われることとなり、オーラルフレイルは進んでしまいます。

　このオーラルフレイルの状態はその後の身体の機能に影響すると言われています。日本における高齢者を対象とした研究[5]で、オーラルフレイルがある人はない人に比べて、その後身体的なフレイルに進展する可能性が2.4倍、サルコペニアに進展する可能性が2.2倍、死亡率も2.2倍リスクが上がることが報告されています。口だけの問題と考えて放置していると、いずれ体の健康へ悪い影響がでてくる可能性が高いため、口の健康も体の健康と同様に考えていく必要があります。

　オーラルフレイルのセルフチェックの方法としては以下のようなものがあります。

オーラルフレイルのセルフチェック表		
質問事項	はい	いいえ
半年前と比べて、堅い物が食べにくくなった	**2点**	0点
お茶や汁物でむせることがある	**2点**	0点
義歯を入れている	**2点**	0点
口の渇きが気になる	1点	0点
半年前と比べて、外出が少なくなった	1点	0点
さきイカ・たくあんくらいの堅さの食べ物を噛むことができる	0点	**1点**

1日に2回以上、歯を磨く	0点	1点
1年に1回以上、歯医者に行く	0点	1点

合計0〜2点　オーラルフレイルの危険性は低い
合計3点　オーラルフレイルの危険性あり
合計4点以上　オーラルフレイルの危険性が高い

出所：Tanaka T, Iijima K. J Gerontol A Biol Sci Med Sci, 73, 2018.

　さて、この歯の問題としてはやはり口の中を清潔に保つことが重要となってきます。歯磨きなどはもちろんですが、定期的にかかりつけの歯科医院に診てもらうことも大切です。また、口の健康は体の健康ですので、オーラルフレイルが疑われる方は、食事や運動など体のことも一緒に行い、フレイルやサルコペニアの予防に努めましょう。

参考文献
[1] 国民健康・栄養調査結果の概要　厚生労働省　令和元年
　https://www.mhlw.go.jp/content/10900000/000687163.pdf
[2] 日本歯科医師会　オーラルフレイル
　https://www.jda.or.jp/enlightenment/oral/about.html
[3] Hall KE, et al. American gastroenterological association future trends committee report: effects of aging of the population on gastroenterology practice, education, and research. Gastroenterology. 2005 Oct;129(4):1305-38.
　https://pubmed.ncbi.nlm.nih.gov/16230084/
[4] Fulp SR, et al. Aging-related alterations in human upper esophageal sphincter function. Am J Gastroenterol. 1990 Dec;85(12):1569-72.
　https://pubmed.ncbi.nlm.nih.gov/2252018/
[5] Tanaka T, et al. Oral Frailty as a Risk Factor for Physical Frailty and Mortality in Community-Dwelling Elderly. J Gerontol A Biol Sci Med Sci. 2018 Nov 10;73(12):1661-1667.
　https://pubmed.ncbi.nlm.nih.gov/29161342/

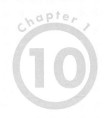

食事と運動だけで
すべては解決しない

最近糖尿病って言われた友達が
今までの生活が悪かったと
落ち込んでいたよ

糖尿病は生活習慣だけでなる
病気ではないのよ

そうだね。だから、これから
どうしたらよいかが大切だよね

さてここまでいろいろな話を書いてきましたが、食事や運動というのはものすごく重要です。食事が減ると痩せることで筋肉が減り、2型糖尿病、非アルコール性脂肪肝、メタボリックシンドロームなどの代謝疾患、高血圧症、骨粗鬆症、コロナの重症化、がん、心血管病、あらゆる死亡などと関係することは「5.筋肉があることはあらゆる健康につながる」でお話ししました。食べすぎると肥満になり、2型糖尿病、非アルコール性脂肪肝、メタボリックシンドローム、高血圧症、がん、心血管病、あらゆる死亡などと関係してきます[1]。そして運動不足に関しても総死亡率、心臓疾患、2型糖尿病、高血圧症、一部のがん(膀胱がん、乳がん、大腸がん、子宮内膜がん、食道腺がん、胃がん、腎がん)、肥満、骨粗鬆症、不安やうつの症状、睡眠の質と関係していることは「3.Exercise is Medicine(運動は薬です)」でお話ししました。こうなってくるとちゃんとした食事を行って、運動をしっかりして、タバコを吸わなければ病気にならない！　と思われる人もいるかもしれませんが、それは違います。どれだけ生活を整えていても病気になる時はなってしまうのです。とくに高齢の人はさまざまな病気になりやすいです。その場合、**「自分の生活が悪かったからなった」とあまり追い詰めないでいただきたいなと思っています。**

　令和元年の国民健康栄養調査[2]によると、血圧を下げる薬、脈の乱れを治す薬、コレステロールを下げる薬、中性脂肪を下げる薬、貧血治療のための薬（鉄剤）、及びインスリン注射または血糖を下げる薬を飲んでいる人は40代で約10％であったのに対して、70歳以上では約65％と言われています。やはり将来、お薬を飲まないといけない日はやってくるかもしれません。その時に自分の生活の振り返りができるとよいと思いますが、食事にせよ、運動にせよ一朝一夕にはベストの状態にすることはできませんので、まずお薬を飲み始めてから少しずつ生活を整えていき、可能であれば薬を減らすという方法をとるのがよいと思います。よく、**「薬を始めたら癖になってやめられなくなる」という話を聞きますが、そんなことはありません。薬をやめれば元の状態に戻るだけですので、やめられないということはありません。**もちろん、やめたら悪くなる可能性はあります。

　また、**糖尿病など慢性疾患は早く始めれば早く始めるぶんだけ効果的である**と言われています。有名な糖尿病の研究[3]を紹介します。イギリスで行われた研究で、糖尿病と診断された5000人に対して、一方は食事療法だけ、一方はインスリンか糖尿病薬でしっかり血糖値が下げられました。この治療は最初の3カ月間だけ行い、それ以降は自由

としました。その結果、最初の3カ月間はインスリンか糖尿病薬で治療した人の血糖値が低かったのですが、1年後はどちらも同じになっていました。そしてその10年後の状態を比べた結果、現在の血糖値は変わらないにもかかわらず、最初にしっかり血糖値を下げたグループで糖尿病の合併症、心筋梗塞、死亡リスクが減っていたのです。つまり、**糖尿病と診断されてから最初にしっかりと血糖値を下げることがその10年後にも影響があるのです。**これは**遺産（レガシー）効果**と言われています。治療の適切なタイミングというものは存在しますので、食事や運動だけにこだわらないように気をつけていただければと思います。ただ、お薬だけに頼って食事や運動をおろそかにすることもよくありませんので、この辺りのバランスが大切ですね。

参考文献

[1] 日本肥満学会　肥満症診療ガイドライン 2022
　　http://www.jasso.or.jp/contents/magazine/journal.html
[2] 国民健康・栄養調査結果の概要　厚生労働省　令和元年
　　https://www.mhlw.go.jp/content/10900000/000687163.pdf
[3] Holman RR, et al. 10-year follow-up of intensive glucose control in type 2 diabetes.
　　N Engl J Med. 2008 Oct 9;359(15):1577-89.
　　https://pubmed.ncbi.nlm.nih.gov/18784090/

科学的に証明された、よい食事

一番大切なことは
太らない、痩せすぎない

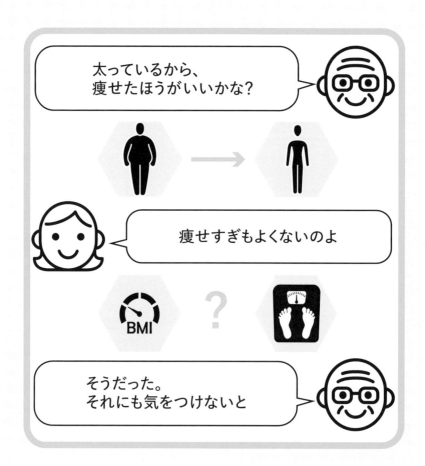

「健康的な食事を思い浮かべてください」と言われたら、どのような食事が出てくるでしょうか？　野菜、豆腐、玄米……。いろいろな食事を想像されたと思います。「食事で健康になりたい！」と考えた時に（合っているかどうかは別として）テレビやインターネットで、〇〇が健康によい！　というような話はたくさん聞かれると思います。こういった話は広がりやすいのは確かでしょう。ただし、大事な点が欠けています。それは**「適切なエネルギーをとる」**という概念です。つまり、どれだけよいものを食べていたとしても、食べすぎては太りますし、食べる量が少なくて痩せていても、よくありません。「何を食べるのか？」ということと同時に「どれぐらい食べるのか？」ということを考えましょう。

　太りすぎはなぜよくないのでしょうか？　**肥満は2型糖尿病、脂質異常症、高血圧症、高尿酸血症、心臓病、脂肪肝、（女性の）月経異常、睡眠時無呼吸症候群、変形性関節症、慢性腎不全などに関係している**ことが知られています[1]。**これらの病気は食事を減らすことで一定の予防や改善が可能です。**どれだけ「健康にいいもの」を食べていても、それによって太りすぎる結果になってしまうのではよくありません。国民健康栄養調査[2]によりますと、太っている人（BMI≧25kg/m^2）の割合は男性で33.0%、女性22.3

%で男性では平成25年から増加しています。何を食べる
かが難しい場合、まず量を減らすことも大きく健康へつな
がります。

　痩せすぎもよくありません。**痩せすぎは高血糖**[3]**、骨粗
鬆症**[4]**、(女性の)月経異常**[5]**、脳卒中、心筋梗塞、全て
の死亡のリスク**[6]に関連していると報告されています。ま
た、痩せすぎの中でも筋肉が減っているサルコペニアの
状態ですと「5.筋肉があることはあらゆる健康につなが
る」でもお話ししたように、**2型糖尿病**[7]**、非アルコール
性脂肪肝、メタボリックシンドロームなどの代謝疾患**[8]**、
高血圧症**[9]などとも関係しています。痩せすぎの人は食事
の内容にこだわることも大切ですが、**とにかく体重を増や
す、というのも大切です。**

　どれぐらいの体重がよいのでしょうか。BMI(肥満指数)
を参考にしてみましょう。BMIは体重÷(身長×身長)で
求められます。あくまで参考値ですが日本人の食事摂取基
準[10]では表のようになっています。高齢者では痩せの基準
が厳しくなっていることにご注意ください。

年齢	目標とするBMI(kg/m^2)
18～49	18.5～24.9
50～64	20.0～24.9
65～74	21.5～24.9
75以上	21.5～24.9

この基準は総死亡率が一番少なかったBMIを元に、生活習慣病やフレイルなどを考慮して考えられています。

　では、必要なエネルギー量はどれぐらいでしょうか。成人では体重当たり1日、30～40kcalと言われています。ただし、日常どれぐらい体を動かすかや体質などによっても異なります。あくまで計算上であることを意識しないといけません。実際今の食事で体重が増えているようであれば食事量は多い、今の食事で体重が減っているようであれば食事量は少ない、ということになります。

　ですので、実は最も大切なことは今どれぐらいの食事をとっているのか、今の体重は増えているのか減っているのか、それを把握することが大切です。食事の記録は難しいですが、最近はスマホのアプリなどで簡単に記録したもので摂取エネルギー量を推定できるものも増えていますので、それらを使用するのもよいと思います。

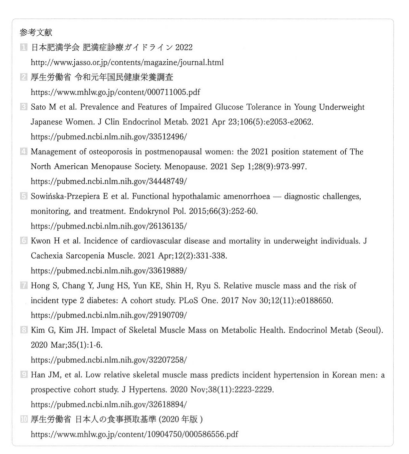

参考文献

[1] 日本肥満学会 肥満症診療ガイドライン 2022
http://www.jasso.or.jp/contents/magazine/journal.html

[2] 厚生労働省 令和元年国民健康栄養調査
https://www.mhlw.go.jp/content/000711005.pdf

[3] Sato M et al. Prevalence and Features of Impaired Glucose Tolerance in Young Underweight Japanese Women. J Clin Endocrinol Metab. 2021 Apr 23;106(5):e2053-e2062.
https://pubmed.ncbi.nlm.nih.gov/33512496/

[4] Management of osteoporosis in postmenopausal women: the 2021 position statement of The North American Menopause Society. Menopause. 2021 Sep 1;28(9):973-997.
https://pubmed.ncbi.nlm.nih.gov/34448749/

[5] Sowińska-Przepiera E et al. Functional hypothalamic amenorrhoea — diagnostic challenges, monitoring, and treatment. Endokrynol Pol. 2015;66(3):252-60.
https://pubmed.ncbi.nlm.nih.gov/26136135/

[6] Kwon H et al. Incidence of cardiovascular disease and mortality in underweight individuals. J Cachexia Sarcopenia Muscle. 2021 Apr;12(2):331-338.
https://pubmed.ncbi.nlm.nih.gov/33619889/

[7] Hong S, Chang Y, Jung HS, Yun KE, Shin H, Ryu S. Relative muscle mass and the risk of incident type 2 diabetes: A cohort study. PLoS One. 2017 Nov 30;12(11):e0188650.
https://pubmed.ncbi.nlm.nih.gov/29190709/

[8] Kim G, Kim JH. Impact of Skeletal Muscle Mass on Metabolic Health. Endocrinol Metab (Seoul). 2020 Mar;35(1):1-6.
https://pubmed.ncbi.nlm.nih.gov/32207258/

[9] Han JM, et al. Low relative skeletal muscle mass predicts incident hypertension in Korean men: a prospective cohort study. J Hypertens. 2020 Nov;38(11):2223-2229.
https://pubmed.ncbi.nlm.nih.gov/32618894/

[10] 厚生労働省 日本人の食事摂取基準 (2020 年版)
https://www.mhlw.go.jp/content/10904750/000586556.pdf

Chapter 2

地中海食が最もよいが、
日本人には合っている？

地中海食がいいって書いていたから
実践してみようと思う！

確かにそう書かれているけど、
すでに近い生活しているんじゃない？

魚や野菜はよく食べているしな

「地中海食」という食事を聞かれたことがあるでしょうか？　地中海食はフランス、イタリア、スペインなど地中海沿岸の国々の人たちが食べている伝統的な食事のことで、以下のような特徴[1]があります。

・全粒穀物、野菜、豆類、果物、ナッツ、種子、ハーブ、スパイスなどの植物ベースの食品を積極的にとる
・脂肪の主な供給源としてオリーブオイルなどを用いる
・魚、海産物、乳製品、鶏肉は適度にとる
・動物の肉や甘いものはたまにしか食べない
・適量のワインを飲む

15万人以上の被験者を 3〜18年間追跡した12件の研究を分析した報告[2]ではこの地中海食に近い食事をとっている人はそうでない人に比べて、がんの発生やがんによる死亡、パーキンソン病とアルツハイマー病の発生、心臓病による死亡、全ての原因による死亡が少なかったとされています。そういったことから地中海食は健康的な食事として知られています。地中海食はそれぞれを考えるとなぜ健康的なのかがわかってきます。

　日本において植物由来の食品と心臓病や死亡率との関係を調べた研究[3]では、**野菜摂取量、果物摂取量、豆類の摂**

取量が多い人はそうでない人に比べて、それぞれ心臓病による死亡、全ての原因による死亡どちらも少なかったと報告されています。 そういったことから厚生労働省は健康日本21において野菜の摂取目標を350g、果物摂取目標を200gとしています４。

　全粒穀物とは大麦、玄米、オートミールなどの穀類です。反対に精製穀類と呼ばれるものは、白米、白いパンなどです。穀類は精製加工する際に胚芽などが除去されます。この除去された部分に食物繊維、ビタミン、ミネラルなどが含まれるため、全粒穀物は精製穀類に比べてこういった栄養分が多いです。全粒穀物は肥満５、心臓病による死亡率、すべての原因による死亡率６の減少に関係しています。

　脂肪に関しても考えないといけません。脂肪にもいろいろ種類があるのですが、ざっくりと分けると、飽和脂肪酸と不飽和脂肪酸です。飽和脂肪酸は、血液中の中性脂肪やコレステロールなどに悪影響があり、心臓病のリスクを高める可能性があるといわれています７。飽和脂肪酸は牛肉や豚肉などの鳥以外の肉類や乳製品、ココナッツ油やパーム油などに多く含まれています。地中海食では脂肪分をとる時には、これらよりはオリーブオイルなどを積極的にとることになっています。

さて、こういった話はよくテレビ、雑誌やインターネット記事で取り上げられるため、「ナッツを食べると健康になるのだ！」「よし！　明日から家の油はすべてオリーブオイルにしよう！」と考えられる人も多いのですが、注意が必要です。これらの比較対象はこういった食事をしていない人たちです。例えば先ほどの飽和脂肪酸ですが、現在日本人の摂取量の中央値は全エネルギーの6.2〜8.2%と言われており**8**、目標値の7%は約半分の人が達成されていることになります。また、ここでいうオリーブオイルなどというのはサラダ油やごま油などの植物油でも問題はなく、**サラダ油をオリーブオイルに変えたから健康的だということとではありません。現在の食事がこの地中海食と真逆の人であれば効果がある可能性は高い**ですが、そもそも日本食がかなり近い形ですし、ましては**今の食事はそのままにして、追加してナッツを食べたりワインを飲んだりオリーブオイルをかけると健康的になるということでありません**ので、その点には注意が必要です。

参考文献

[1] MAYO CLINIC Mediterranean diet for heart health

https://www.mayoclinic.org/healthy-lifestyle/nutrition-and-healthy-eating/in-depth/mediterranean-diet/art-20047801

[2] Sofi F, et al. Adherence to Mediterranean diet and health status: meta-analysis. BMJ. 2008 Sep 11;337:a1344.

https://pubmed.ncbi.nlm.nih.gov/18786971/

[3] Nagura J, et al. Fruit, vegetable and bean intake and mortality from cardiovascular disease among Japanese men and women: the JACC Study. Br J Nutr. 2009 Jul;102(2):285-92.

https://pubmed.ncbi.nlm.nih.gov/19138438/

[4] 厚生労働省 健康日本 21(第三次) の推進のための説明資料

https://www.mhlw.go.jp/content/001158870.pdf

[5] Mozaffarian D, et al. Changes in diet and lifestyle and long-term weight gain in women and men. N Engl J Med. 2011 Jun 23;364(25):2392-404.

https://pubmed.ncbi.nlm.nih.gov/21696306/

[6] Wu H, et al. Association between dietary whole grain intake and risk of mortality: two large prospective studies in US men and women. JAMA Intern Med. 2015 Mar;175(3):373-84.

https://pubmed.ncbi.nlm.nih.gov/25559238/

[7] Sacks FM, et al. Dietary Fats and Cardiovascular Disease: A Presidential Advisory From the American Heart Association. Circulation. 2017 Jul 18;136(3):e1-e23.

https://pubmed.ncbi.nlm.nih.gov/28620111/

[8] 厚生労働省 日本人の食事摂取基準 (2020 年版)

https://www.mhlw.go.jp/content/10904750/000586558.pdf

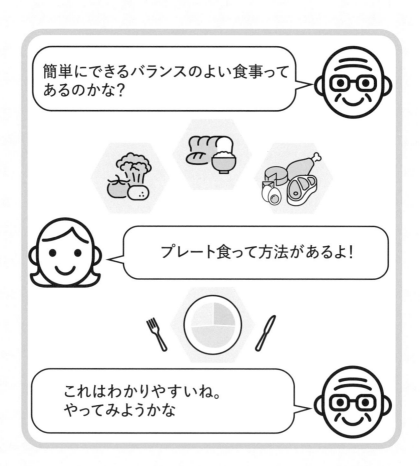

　自分がどんな食品をどれぐらい食べたらよいのか？　そ
れを正しく知るというのはかなり難しいです。もし、あな
たが糖尿病や高血圧症などの病気があれば、病院を受診す
ることで栄養士さんにいろいろと詳しく教えてもらえま
す。費用は 3 割負担で1000円弱です。自分のことを詳し
く知るのにはとてもよいのですが、残念ながら今の保険制
度ではなんらかの病気がある人か、食べる力が落ちてし
まった人か、低栄養状態にある人のみ適用で、健康だけど
将来の病気を予防したい！　という人は保険で受けること
ができません**1**。また、詳しく知るのには時間もかかりま
す。とりあえず、ざっくりとちゃんとした食事の情報を知
りたい！　という人向けに農林水産省が「食事バランスガ
イド」というものを出しています**2**。

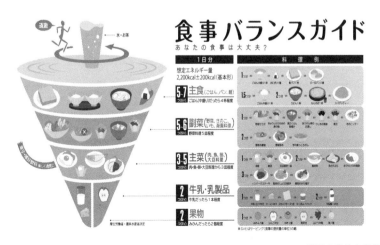

出所：農林水産省

これは推定エネルギーが2200kcalのものですので、ご自身の体重によって上下しますが、いかがでしょうか？いろいろと細かくなっているのですが、わかりやすさからは少し離れているかもしれません。

　さて、アメリカは肥満大国と言われており、最新のデータですと国民の４割以上が肥満です[3]。また、10年前は３割ほどでしたので、増加傾向であると言えます。こういった問題があることからシンプルな食事ガイドが求められており、**プレート法**と呼ばれる食事法が一般的にすすめられています。今回は糖尿病学会が推奨する方法について解説します[4]。

　23センチほどの目安のお皿を用意し、下図のように仕切りをします。もとからしきりがあればなおよいです。

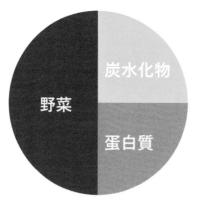

プレート法

　まず、お皿の半分に「でんぷん質のない野菜」を詰めます。**でんぷん質のない野菜は、アスパラガス、ブロッコリー、ニンジン、キャベツ、セロリ、キュウリ**などです。イモ類は含めません。炭水化物が少ないため血糖値も上がりにくく、ビタミン・ミネラル・食物繊維もたくさん含んでいます。

　次に、お皿の４分の１を「脂肪分の少ないたんぱく質が多くふくまれる食品」で満たします。**魚、鶏肉、赤身の牛肉、大豆製品、チーズ**などです。脂肪分が少ないたんぱく質はカロリーが少ないのもよい点です。**豆類、豆腐などの植物性たんぱく質も積極的にとりましょう。**

　最後にお皿の４分の１を「炭水化物食品が多く含まれる食品」で満たしましょう。穀類、イモ類などです。**玄米、大麦、オートミール**など精製されていない食品であれば、ビタミンやミネラルが豊富で血糖値が上がりやすい炭水化物の中でもその程度が軽いです。

　そして、一緒に飲む飲み物はできるだけカロリーの少ないものを選びましょう。よく言う話ではありますが、とくに**牛乳は飲料というより食品の一部として考えてください。**またこのプレート法は基本的な考え方ですので、必ずしも

このプレートで食べないといけないわけではないですが、量を一定にしつつバランスも考えられますので、食事の質を上げる上ではとてもよい方法であると考えられます。

参考文献

[1] しろぼんねっと　B001_9 外来栄養食事指導料
https://shirobon.net/medicalfee/latest/ika/r04_ika/r04i_ch2/r04i2_pa1/r04i21_sec1/r04i211_cls1/r04i2111_B001_0_9.html

[2] 農林水産省　食事バランスガイド
https://www.maff.go.jp/j/balance_guide/attach/pdf/index-3.pdf

[3] Centers for Disease Control (and Prevention) Adult Obesity Facts
https://www.cdc.gov/obesity/data/adult.html

[4] American Diabetes Association What is the Diabetes Plate Method?
https://www.diabetesfoodhub.org/articles/what-is-the-diabetes-plate-method.html

特定の食品や栄養素を
意識するより、いろいろな
食材を食べよう

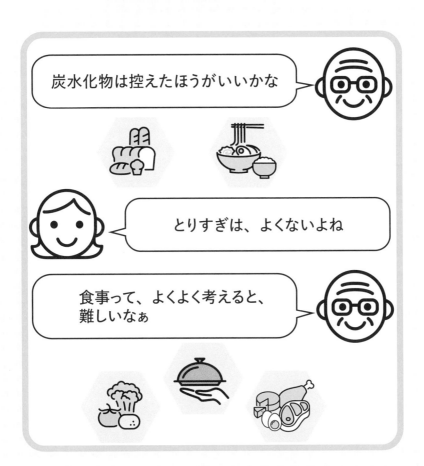

炭水化物は控えたほうがいいかな

とりすぎは、よくないよね

食事って、よくよく考えると、
難しいなぁ

健康のために食生活を考えようとすると、「何を食べたらよいの？」ということをよく聞かれます。これは実は非常に難しいです。厚生労働省が出している日本人の食事摂取基準ではいろいろな「栄養素」の摂取目標値や摂取上限などが書かれています。例えば、70歳で体重65kgの男性で自立した生活を送っている人の場合、総エネルギー必要量は2400kcal、たんぱく質は50g、脂肪量はエネルギー全体の20〜30％を目標にしてそのうち飽和脂肪酸は7％未満、炭水化物はエネルギー全体の50〜65％を目標にして、そのうち食物繊維で21g以上が求められ、その他にもビタミンA、D_2、E、K、B_1、B_2、ナイアシン、ビタミンB_6、B_{12}、葉酸、パントテン酸、ビオチン、ビタミンC、ナトリウム、カリウム、カルシウム、マグネシウム、リン、鉄、亜鉛、銅、マンガン、ヨウ素、セレン、クロム、モリブデン、ミネラルなども必要量、推奨量、目安量などさまざまな基準があります**1**。

　これだけのいろいろな栄養素を考えながら食事ができる人はいるでしょうか？　自信をもってできる人はほとんどいないでしょう。病院食や給食などはこれらを考慮されてつくられています**2**。とても大変ですね。自宅において、個人で実施するのにはどのようにしたらよいのでしょうか？

　どこかで「1日30品目食べましょう」というのを聞いたことがありますか？　以前、食生活指針ではこういったことが言われていました。現在は「30品目という数字にこだわる必要はありません。いろいろな食材を食べることを目標としましょう」とされています❸。いろいろな食材を食べることでさまざまな栄養素をとりやすくなるのです。食べすぎには注意しつつ、とにかくたくさんの種類の食材を使うのがよいです。

　しかし、栄養素をとるという概念は、食べすぎや他の栄養素の不足を招く可能性があります。例えば、うどんは「炭水化物」というイメージが強いと思いますが、うどん100gに含まれる栄養素は炭水化物が56.8gの他に、たんぱく質6.1g、脂質0.6g、ビタミンやミネラルも含まれます❹。**炭水化物をとらないというつもりでうどんを食べないと、たんぱく質が不足してしまったりするかもしれません。**また、牛肉は「たんぱく質」というイメージが強いと思いますが、牛肉(赤身もも)100gに含まれる栄養素はたんぱく質が21.3gの他に、炭水化物0.6g脂質10.7gが含まれており、**たんぱく質をとるつもりで食べすぎると脂質過剰、カロリー過剰になる可能性があります。**

いろんな食材を食べるからと言って、植物性のものしか食べないという、いわゆるヴィーガン食も、すべての栄養素がカバーできるかというと、そうではありません。ヴィーガン食について48件の研究をまとめた報告[5]によると、ヴィーガン食を食べている人はそれ以外の食事の人と比べてたんぱく質、ビタミンB12、亜鉛、カルシウム、セレンなどが不足しやすく、カルシウム摂取量が推奨量を下回っている人が多かったと言われています。なんらかの習慣的な信念がなかったとしても、高齢の人で自然と肉類を食べないヴィーガン食になっている人はちらほら見かけるので、野菜しか食べていないか注意が必要です。

　いろいろな食材を食べているつもりでも、栄養素が足りていないのじゃないか？　とご不安の人は「1. 一番大切なことは太らない、痩せすぎない」で紹介したアプリなどで食事記録をつけるとよいでしょう。各栄養素について記録することで、不足している栄養素などについて推定することができます。ただ、細かい項目については正確性が担保されているわけではないので、その点にはご注意ください。できるだけまんべんなく食材を使うことで、結果として必要な栄養素をとれるように意識しましょう。

参考文献

[1] 厚生労働省 日本人の食事摂取基準（2020 年版）
https://www.mhlw.go.jp/content/10904750/000586558.pdf

[2] 給食施設における栄養管理指針　大阪府
https://www.pref.osaka.lg.jp/attach/40836/00000000/sisin030819.pdf

[3] 農林水産省　ちょうどよいバランスの食生活
https://www.maff.go.jp/j/syokuiku/wakaisedai/attach/pdf/balance-8.pdf

[4] 文部科学省 食品成分データベース
https://fooddb.mext.go.jp/index.pl

[5] Bakaloudi DR, et al. Intake and adequacy of the vegan diet. A systematic review of the evidence. Clin Nutr. 2021 May;40(5):3503-3521.
https://pubmed.ncbi.nlm.nih.gov/33341313/

たんぱく質は大切

ワシの年齢だと、たんぱく質を
多くとる必要があるみたいだね

最近はお手軽にたんぱく質を
とれる食品が増えているよ!

で、どうすれば……!?

　先ほどの「4.特定の食品や栄養素を意識するより、いろいろな食材を食べよう」で言っておいてなんですが、**たんぱく質についてはご高齢の人はとくに意識してほしい**と思います。それは**たんぱく質が不足することが、フレイル及びサルコペニアにつながるから**です。このフレイル及びサルコペニアは要介護状態に直結するため予防が大切です。

　2018年に複数の研究をまとめて5万人以上を分析した研究[1]では、**たんぱく質を多くとっていた高齢者ほどフレイルになりにくかった**ことがわかっています。このたくさんとったほうがよいという話は、若い人よりご高齢の人においてとくに重要です。というのは同じ筋肉をつくるために必要なたんぱく質量は若い人よりもご高齢者の人が多いことが知られているからです[2]。つまり、若い時よりもたくさん食べないといけないということです。「そんなの厳しいよ！」という声が聞こえそうですが、残念ながらそれが現実です。

　そんなことから、日本における摂取基準では全年齢対象でたんぱく質の必要量は1日体重1kgあたり0.66gですが、**65歳以上の高齢者がフレイルやサルコペニアの予防には1日体重1kgあたり1.0g以上が望ましい**とされています[3]。つまり、**体重60kgであれば1日60g、1食20gの**

たんぱく質を目標としましょうということです。また、ま
んべんなく食べるということも重要です。たんぱく質を食
べると血液中のアミノ酸(たんぱく質を分解したもの)の
濃度が上がります。そして時間が経つと下がってきます。
この体の中のアミノ酸が一定レベルより下がると「異化」
といって筋肉を壊してアミノ酸をつくります。逆にアミノ
酸が一定レベルより高くなると、筋肉をつくる「同化」が
行われます。高齢者ではこの筋肉をつくる閾値が若者より
高いため、アミノ酸の濃度がこのレベルより下がりやすい
ということになります[4](下図参照)。

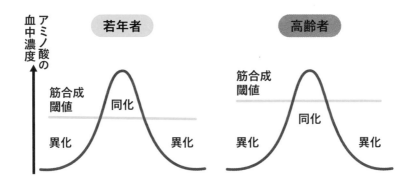

ところが、この**まんべんなく食べるというのがなかなか
難しいのです。**日本の2012年の国民健康栄養調査のデー
タから分析を行った研究[5]では1食あたりのたんぱく質
摂取量が20g未満の割合は朝食で50〜80%、昼食で40〜

70％、夕食で0〜30％と朝食と昼食で摂取量が少ないことがわかりました。夕食では十分とっているということですね。20gといえば先ほどの体重が60kgの人では1食に必要なたんぱく質の量です。ですので、**普段の生活にたんぱく質を追加でとろうと意識する場合には、朝と昼を意識するのがよいと考えられます。**

　さて、たんぱく質と言えば肉のイメージが強いと思いますが、たんぱく質が多く含まれる食品はその他に魚類、卵、乳類、豆類、一部の穀類です。肉や魚には100gあたり20〜30gのたんぱく質が含まれています⑥。かなり計算がしやすいですね。卵は1個7gです。牛乳はコップ1杯(200㎖)で約7gと意外と含まれています。お豆腐など大豆を代表とした豆類も大切なたんぱく質源です。豆腐一丁(300gとして)には15〜20gのたんぱく質が含まれています。忘れてはいけないのは主食にもたんぱく質が多く含まれているということです。**最も少ないのが白米で1食240gのたんぱく質は6gで、最も多いのはパスタで100gのたんぱく質は13gで倍ほど違います。** とくに日本食を食べる時には豆腐や卵を使って1食あたりのたんぱく質量が減りすぎないようにしましょう。

さて、たんぱく質はとりすぎると腎臓が悪くなるのではないかと心配する人がいらっしゃるかと思います。2018年に28件のたんぱく質の摂取量と腎機能の変化についての研究をまとめて分析された報告では、**たんぱく質をしっかりとっている人の方が腎機能がよく、その後腎臓が悪くなりやすいといったこともなかったようです**[7]。ただ、どんな食品からたんぱく質をとっているか、腎機能について6万人以上を対象として中国で調査された研究では、魚や卵など数々のたんぱく質源の中で、**牛や豚などの肉からの摂取が多い人で腎臓が悪くなりやすかった**と報告されています[8]。この牛や豚などの肉はレッドミートと呼ばれ、食べすぎが腎臓だけでなく、心筋梗塞、糖尿病[9]、大腸がん[10]などにも関係すると言われているので、**たんぱく質をとる時にレッドミートばかりからとることは避けたほうがよさそうです。**

参考文献

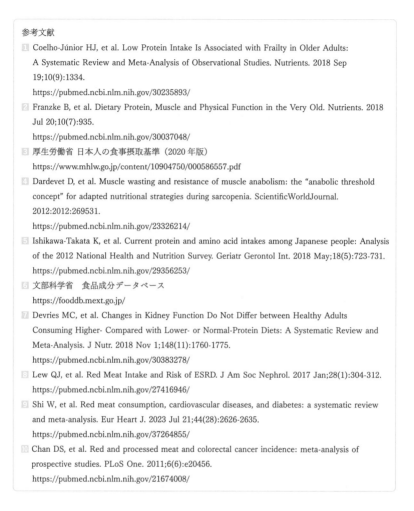

[1] Coelho-Júnior HJ, et al. Low Protein Intake Is Associated with Frailty in Older Adults: A Systematic Review and Meta-Analysis of Observational Studies. Nutrients. 2018 Sep 19;10(9):1334.
https://pubmed.ncbi.nlm.nih.gov/30235893/

[2] Franzke B, et al. Dietary Protein, Muscle and Physical Function in the Very Old. Nutrients. 2018 Jul 20;10(7):935.
https://pubmed.ncbi.nlm.nih.gov/30037048/

[3] 厚生労働省 日本人の食事摂取基準（2020 年版）
https://www.mhlw.go.jp/content/10904750/000586557.pdf

[4] Dardevet D, et al. Muscle wasting and resistance of muscle anabolism: the "anabolic threshold concept" for adapted nutritional strategies during sarcopenia. ScientificWorldJournal. 2012:2012:269531.
https://pubmed.ncbi.nlm.nih.gov/23326214/

[5] Ishikawa-Takata K, et al. Current protein and amino acid intakes among Japanese people: Analysis of the 2012 National Health and Nutrition Survey. Geriatr Gerontol Int. 2018 May;18(5):723-731.
https://pubmed.ncbi.nlm.nih.gov/29356253/

[6] 文部科学省　食品成分データベース
https://fooddb.mext.go.jp/

[7] Devries MC, et al. Changes in Kidney Function Do Not Differ between Healthy Adults Consuming Higher- Compared with Lower- or Normal-Protein Diets: A Systematic Review and Meta-Analysis. J Nutr. 2018 Nov 1;148(11):1760-1775.
https://pubmed.ncbi.nlm.nih.gov/30383278/

[8] Lew QJ, et al. Red Meat Intake and Risk of ESRD. J Am Soc Nephrol. 2017 Jan;28(1):304-312.
https://pubmed.ncbi.nlm.nih.gov/27416946/

[9] Shi W, et al. Red meat consumption, cardiovascular diseases, and diabetes: a systematic review and meta-analysis. Eur Heart J. 2023 Jul 21;44(28):2626-2635.
https://pubmed.ncbi.nlm.nih.gov/37264855/

[10] Chan DS, et al. Red and processed meat and colorectal cancer incidence: meta-analysis of prospective studies. PLoS One. 2011;6(6):e20456.
https://pubmed.ncbi.nlm.nih.gov/21674008/

プロテインって
飲んだ方がよいの？

プロテイン、流行っているよね

本当に効果あるのかな？

いろいろな所で売っているけど、
実際どうなんだろう？

　最近、フレイルやサルコペニアの予防目的や筋トレの
ブームにより、プロテインはコンビニなどでたくさんの種
類が置かれています。実はプロテイン市場は日本国内で
非常に成長しており、2011年に558億円の規模であった市
場は、2021年に2216億円が見込まれるとされています[1]。
また、ジムに通うとプロテインをすすめられるといった人
も少なくないと思います。一昔前には筋トレ愛好家しか飲
んでいなかったものが、かなり一般的になってきたと言え
ます。はたして、プロテインは本当に飲んだほうがよいの
でしょうか？

　プロテインは主にたんぱく質を多く含んだサプリメント
です。液体のタイプと粉を水や牛乳などで溶かすタイプが
販売されています。液体のタイプはコンビニなどで販売さ
れているためお手軽で購入でき、味も整ったものが多いと
いうメリットがありますが、やや割高である点とほとんど
のプロテインで糖質が比較的多く入っているため、できる
だけたんぱく質のみをとりたい筋トレ愛好家などにとって
はあまり好まれない印象にあります。対して粉のタイプは
プロテインシェイカーというものを使って、粉に水や牛乳
を混ぜてしっかり振って飲みます。飲んだ後のプロテイン
シェイカーを洗わないといけない点や混ぜる手間などがあ
りますが、値段が安い点に加えて賞味期限が長く、何より

たんぱく質の比率が多い点が優れています。

　どちらにも共通していますが、これらのプロテインサプリメントにはビタミンB群の一部、ビタミンDなどが含まれています。また、プロテインサプリメントには牛乳からつくられるホエイプロテインとカゼインプロテイン、大豆からつくられるソイプロテインなどがあります。これらプロテイン製剤における効果の違いは、まだはっきりと結論が出ていないため、そこまでこだわる必要がなさそうです。強いて言えば、ホエイプロテインにおける研究が他のプロテインにおける研究より多い点でしょうか。

　さて、このプロテインサプリメントは高齢の人に有効なのでしょうか？　2016年にイタリアから報告された研究では、平均年齢約80歳のサルコペニアの人に運動に加えて、ホエイプロテイン＋必須アミノ酸＋ビタミンDのドリンクかそれに似た栄養のないプラセボドリンクのどちらかを飲んでもらって12週間観察を行っています。その結果、プロテインを含んだドリンクを飲んだ人はそうでない人に比べて、筋肉量、握力などが向上していました[2]。こういった研究を見ていると高齢者へのプロテインサプリメントは有効であるかのように見られますが、**2018年に高齢者へのプロテインサプリメントの効果を評価した質の高い**

研究をまとめた報告では、十分効果があるとは言えないと
しています**3**。可能性としてもともと十分栄養が足りてい
る人に対して、さらにプロテインサプリメントによってた
んぱく質をとってもさらなる効果が期待できるわけではな
いということです。同じ論文では、**栄養不足の高齢者ほど
筋量や筋力に対してよい影響があったとしています。**

　**プロテインサプリメントをうまく使う方法はやはり栄養
不足の場合に使う、**ということです。「1-8.筋肉が落ちたの
は年のせい？　それとも生活のせい？」でお話ししたよう
に、ご高齢の人は食欲が落ちてきてだんだん食べられなく
なってきますので、栄養不足になりやすくなります。たん
ぱく質の重要性は「5.たんぱく質は大切」でお話しした通
りでそのまま放置すると筋肉が減りやすくなります。そう
いったことを防ぐためにもプロテインサプリメントを併用
することで摂取エネルギーを維持することが重要です。朝
や昼にたんぱく質の摂取量が少ない人にはよいと思われま
す。ただ、普段の食事で十分とれているのであれば、必ず
しも必要ではないということは大切です。サプリメントは
うまく使いましょう。

参考文献

1 富士経済 プレスリリース 「拡大加速する、たんぱく補給食品市場を調査」
https://www.fuji-keizai.co.jp/press/detail.html?cid=21110&la=ja

2 Bo Y, et al. A high whey protein, vitamin D and E supplement preserves muscle mass, strength, and quality of life in sarcopenic older adults: A double-blind randomized controlled trial.
Clin Nutr. 2019 Feb;38(1):159-164.
https://pubmed.ncbi.nlm.nih.gov/29395372/

3 Cheng H, et al. Systematic review and meta-analysis of the effect of protein and amino acid supplements in older adults with acute or chronic conditions. Br J Nutr.
2018 Mar;119(5):527-542.
https://pubmed.ncbi.nlm.nih.gov/29508691/

人工甘味料は体に悪い？

人工甘味料は
なるべくとらないようにしているよ

人工って聞くと体に悪そうなイメージが
あるけれど、どう使うかが大切なんだ
よね。

どういった時に使うのがいいの？

人工甘味料ということを聞かれたことがあるかと思います。「便利だけどなんとなく人工の物だし、体に悪そう……?」みたいに思ってらっしゃる人も多いのではないでしょうか。ここでは人工甘味料についてお話しします。

　まずそもそもですが、海外では人工甘味料という名前ではあまり言われません。例えばWHOではnon-sugar sweeteners（NSS：非砂糖甘味料）という言い方をします[1]。そして、非砂糖甘味料の中に天然由来の物と人工的なものが存在します。天然のものは安全で、人工のものは体に悪いというイメージが日本でまん延しており、なぜか日本では「人工甘味料」のみを区切った話が強調されていますが、国際的にはまとめられており、人工か天然かでの健康への影響が現時点ははっきりしていないため、ここではNSSとしてまとめて表現します。

　NSSとは名前の通り砂糖(果糖、ショ糖など)ではない甘味料のことです。甘さが砂糖の数倍～何万倍も強いため、同じ甘さを感じるために必要な量が少なくて済むためにエネルギーが無視できるぐらい少ないというメリットがあります。

　NSSはさまざまなものに使われています。例えば通常

のコカ・コーラは100㎖で45kcalですが、同じ甘味のコカ
コーラ・ゼロ(ダイエットコーラ)には、スクラロース・
アセスルファムKと呼ばれるNSSが含まれおり、カロ
リーはゼロです[2]。また、パルスイート®のような調味料
はアスパルテームというNSSによって同じ甘みで10分の
1のエネルギーですので、調理に使った際にもカロリーが
少なく抑えられます[3]。通常の砂糖に比べると血糖値の上
昇を抑えることができ、また、カロリーを抑えることがで
きるため、ダイエットにも有用そうです。実際、**NSSを
砂糖の代わりに使用することで主に3カ月以内の短期間で、
糖質・エネルギー摂取量が減り、体重が減った**という報告
が複数存在します[1]。

　ここまで聞くとダイエットや非常に便利なもののよう
に見えますが、NSSの中でとくに人工甘味料については
ネットや週刊誌でいろいろ話題になっています。「人工甘
味料」「危険」で検索すると癌になりやすいだとか太りや
すいだとかいろいろな話が出回っています。

　確かに、WHOは2023年5月に「体重のコントロールや
糖尿病などのリスクを減らすためにNSSを使用しないこ
と」を推奨しています[4]。これは**NSSの使用が長期的に
は体脂肪を減らす上でメリットが少なく、2型糖尿病、心**

血管病などの長期的に望ましくない結果があるからとして
います。

　なぜ短期間の使用では体重が減っているのに、長期間の
結果では逆の結果が出ているのかというと研究デザインの
違いによるものが大きいです。短期間の使用はランダム化
比較試験と呼ばれるかなり管理された環境によって行われ
るNSSの使用と砂糖入り飲料を比べた試験であるのに対
して、長期間の研究は前向きコホート研究と呼ばれるもの
でNSSを使用している人と使用していない人を比べた試
験です。これらを受けてどのように解釈をするかというと、
砂糖の代わりにNSSを使用することは体重を減らしたり
する効果があるのですが、そもそも甘い飲み物を飲みたい
時にはカロリーの高いものを食べる傾向にあるでしょうし、
甘い飲みものを飲みたい気持ちがずっとある人はやはり太
りやすい傾向になるのだろうと考えます。ですので、NSS
が腸管や脳へ影響するという報告もありますが、特別なん
らかの悪さをするのではなく、甘いものを飲みたい習慣が
エネルギー摂取量過多となり、太りやすい環境をつくり、
２型糖尿病や心臓病に繋がりやすくなるということです。
また、**発がん性に関してはNSSの摂取量の多さとがんの
発生を評価した研究で、NSSの摂取とがんの発生は否定
されており**、人工甘味料とがんの話はほとんどがネズミを

対象とした話ですので、現時点では安心してよさそうです。

　さて、この人工甘味料をうまく使う方法ですが、少なくとも短期間であれば効果的であると考えられます。そしてその間に、甘いものも食べる習慣が問題となっているようであれば、それらを修正して使用することです。

　また、**WHOの推奨については糖尿病を持っている人については省かれており、血糖値を下げる目的で砂糖のかわりにNSSを使用するのは推奨されている他、砂糖と比べて虫歯などについてのよい影響も言われています**[1]。

　いずれにせよ、できるだけとらないほうがよいといったことでもなく、**NSSをうまく使うことで健康によい影響があります**ので、上手に使っていきましょう。

参考文献
[1] WHO Use of non-sugar sweeteners: WHO guideline
　　https://www.who.int/publications/i/item/9789240073616
[2] コカ・コーラ　コカ・コーラ製品一覧
　　https://www.cocacola.co.jp/brands/coca-cola
[3] 味の素　パルスイート
　　https://www.ajinomoto.co.jp/lcr/lineup/pal/
[4] WHO WHO 最新ニュース
　　https://japan-who.or.jp/news-releases/2305-20/

ベジファーストは
本当に健康的か？

野菜から食べるといいって、
よくいうよね

私も、野菜から食べているよ

食べる順番を変えるだけで
どのような効果があるのかな？

　ベジファーストという言葉はとても有名な言葉なので、聞いたことがない人はもはやいらっしゃらないでしょう。ベジ(野菜を)ファースト(先に食べる)という食事方法のひとつです。名前からイメージがつきやすいため、かなり知れ渡っています。「ベジファースト！　知ってる！　野菜から食べたらよいってやつでしょ！」でも、ベジファーストが何がどうよいのかご存知ですか？

　例えばハウス食品のHP[1]には「急激な血糖値の上昇を防ぎ、生活習慣病や肥満を抑制する」と書かれています。また、大正薬品のHPには「糖の吸収を抑え、ダイエットに繋がる」「老化を進めにくい」などの意味合いの記載があります[2]。では、ベジファーストの論文を見ていきましょう。

　まずは2011年から行われた研究です。2型糖尿病の患者さん19人を対象として、最初に野菜を5分間食べ、次に主菜を食べ、野菜と炭水化物の間隔を10分間空けて、米またはパンを摂取し、翌日にはその逆の順番で食事を行いました。これはクロスオーバー試験と言って、全ての人がどちらの方法も行うことでその違いを見た研究です。
　次頁のグラフでは健康な30歳前後の21名も加わって書かれています。

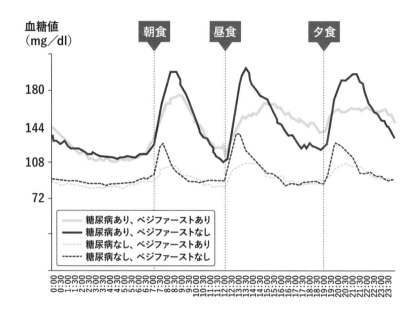

血糖値
（mg／dl）

| 朝食 | 昼食 | 夕食 |

180

144

108

72

糖尿病あり、ベジファーストあり
糖尿病あり、ベジファーストなし
糖尿病なし、ベジファーストあり
糖尿病なし、ベジファーストなし

0:00 0:30 1:00 1:30 2:00 2:30 3:00 3:30 4:00 4:30 5:00 5:30 6:00 6:30 7:00 7:30 8:00 8:30 9:00 9:30 10:00 10:30 11:00 11:30 12:00 12:30 13:00 13:30 14:00 14:30 15:00 15:30 16:00 16:30 17:00 17:30 18:00 18:30 19:00 19:30 20:00 20:30 21:00 21:30 22:00 22:30 23:00 23:30

出所：参考文献3より大坂改変

　このとおり、ベジファーストをすることで糖尿病の人も糖尿病でない人も血糖値の上昇が抑えられているのがわかると思います3。

　また、2型糖尿病患者101名を対象として、ベジファーストと従来の食事療法を比べた研究4についてお話しします。どちらかの指導を2年間受け、その間のHbA1c（ヘモグロビンエーワンシー）の経過を見ています。その結果がこちらになります。

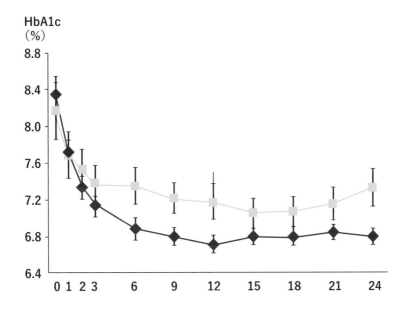

出所：参考文献4より

　◆がベジファーストを受けた患者さんで、■が従来の食事療法を行った患者さんです。やはり、血糖値が下がっているように見えますね。

　また、この効果は野菜に限らず、肉や魚でも同様の結果のようです。2型糖尿病患者さん12人と健常者10人に対して、魚⇒米、米⇒魚、肉⇒米の3つのパターンをそれぞれ行った研究5の研究の結果は次の通りです。

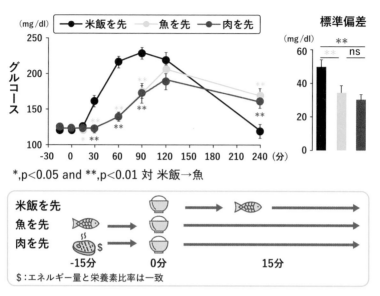

（mg/dl）　●━ 米飯を先　　○━ 魚を先　　●━ 肉を先

標準偏差

*,p<0.05 and **,p<0.01 対 米飯→魚

米飯を先
魚を先
肉を先

-15分　　　　0分　　　　　　　　15分

$：エネルギー量と栄養素比率は一致

出所：矢部大介 食後血糖と栄養摂取の順番 糖尿病 59巻(1):30-32 2016より引用

　最後に、境界型糖尿病の人に「A栄養指導なし」、「B最初の5分間は炭水化物を含まない食品（すなわち、サラダ、肉、魚）のみを摂取し5分間待った後、米などの炭水化物を含む食品を摂取するように指導」、「C花王が開発したスマート和食プログラムを用いたバランス食を指導」の3つに振り分けて6カ月間の経過を見た研究6を見てみましょう。

　結果は次のグラフの通りで、A群(茶色)と比べてB群(オレンジ色)とC群(灰色)は食事摂取量が減り、体重が減っています。ちなみに、血糖値やHbA1cには違いは見られませんでした。

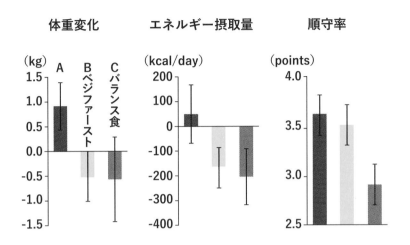

体重変化　エネルギー摂取量　順守率

出所：参考文献6より大坂が改変

　これらの研究の結果としてはベジファーストや肉や魚を先に食べる食事療法は血糖値を下げ、HbA1cを改善し、体重を減らすのではないかと思います。

　さて、これらのデータがあるにもかかわらず、海外の糖尿病や肥満のガイドラインではベジファーストのことは一切述べられていません。なぜでしょうか？　それは十分なエビデンスではないからです。例えば1つ目と3つ目の研究でベジファーストと比べた食事は先にご飯だけを食べるという内容です3,5。これらの食事は一般的でしょうか？　いや、お米だけ5分間食べ続けるような食事をし

ている人はいないでしょう。ですので、**お米だけ5分間食べ続けるような食生活をしている人にとっては、「ベジファーストで血糖値が下がりますよ」という指導は正しいのかもしれませんが、その他の人にとっての効果は不明です。**

　また、2つ目の研究は対象が従来食事療法ではあるのですが、詳しく見てみるとベジファーストの指導を受けた人はベジファーストだけでなく、「1口20回以上噛んで食べることを推奨し、オリジナルの教育用パンフレットを用いて、野菜、きのこ、海藻類などの食品の摂取量の増加を促すこと」が加わっています。そして実際、食事の変化量としては白米が大きく減り、緑色の野菜の摂取量が増え、果物が減っています。

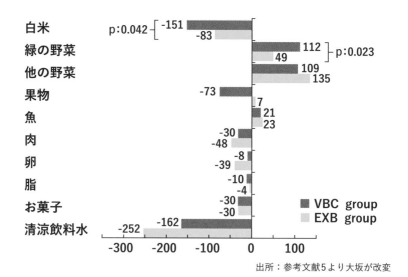

出所：参考文献5より大坂が改変

「食事の順番を替えるだけ」で血糖値が下がったわけではなく、よく噛むことや食事内容の変化が影響している可能性が考えられます。また、この研究では体重の変化はありません。

　最後に4つ目の研究では確かにベジファースト(オレンジ色)は体重が減っているのですが、その背景に摂取エネルギー量が減っています。そしてそれはバランス食指導のグループC(灰色)も同様です。

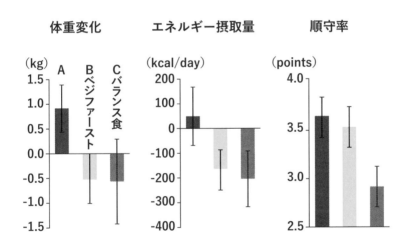

体重変化　　　エネルギー摂取量　　　順守率

出所：Kubota S, et al. Nutrients. 2020 Aug 19;12(9):2502. より大坂が改変

　これらの結果をもって**ベジファーストは、他の食事療法より血糖値を下げ、体重を減らすというのはさすがに言いすぎです。**

ベジファーストは最初に白米だけ食べる食習慣と比べると血糖値の上がりが抑えられ、また野菜をとることを意識すると、食事摂取量が減ることで体重が減る可能性があります。ただ、研究のデザインなどが十分ではなく、その結論は限定的です。

　結局のところ、ベジファーストはいくつかの論文による報告しかなく、**結果が限定的であるわりには世間でまるで健康の常識のように扱われています。**また、いずれの内容も短期的に血糖値が下がる以上の結果はなく、**例えば運動は長期的に死亡率を下げますが、ベジファーストではそのような効果は報告されていません。つまりベジファーストが健康的かどうかは全く不明です。**また、対象としているのは糖尿病の人ばかりです。糖尿病でない人にとって僅かに血糖値が下がることにどのようなメリットがあるのか不明です。

　ただ、ベジファーストについて、全く意味がないわけではありません。**ベジファーストを意識することで野菜の摂取量が増えたりすることはよいことですし、野菜を先に食べることでしっかり噛むことができればそれもよいことかもしれません。**

「野菜を先に食べるだけ」で健康になれるというのは現時点では真実とは言えませんが、ニュースやメディア、行政も取り上げているのでまるで真実のことかのように思ってしまうでしょう。とくにこれらの論文はほとんど日本から出ているため、どうしても客観的な価値よりもより強調されているのかもしれません。

「有名なこと＝正しい、ではない」のはSNSの中だけではなく、テレビや企業中心の情報にも存在することを知っておいて損はないと思います。

　ベジファーストによる効果はかなり限定的です。少なくともメディア等で書かれている効果はなさそうですし、健康によいかどうかもはっきりせず、日本以外の国ではあまり評価されていません。世間で流行っていることは流行っているだけで正しいというわけではありません。一つひとつ確認していくことが大切だと思います。

参考文献

[1] ハウス食品グループ　ベジファーストとは？
https://comeon-house.jp/fromhouse/202/#:~:text=%E3%83%99%E3%82%B8%E3%83%95%E3%8
2%A1%E3%83%BC%E3%82%B9%E3%83%88%E3%81%A8%E3%81%AF%E6%96%87%E5%AD%
97%E9%80%9A%E3%82%8A,%E3%82%92%E6%8A%91%E3%81%88%E3%82%8B%E5%83%8D
%E3%81%8D%E3%81%8C%E3%81%82%E3%82%8A%E3%81%BE%E3%81%99%E3%80%82

[2] 大正製薬　スポーツコラム　がまんしない、つらくない！「ベジファースト」で太りにくい身体
づくり
https://brand.taisho.co.jp/contents/sports/384/

[3] Imai S, et al. Effect of eating vegetables before carbohydrates on glucose excursions in patients
with type 2 diabetes. J Clin Biochem Nutr. 2014 Jan;54(1):7-11.
https://pubmed.ncbi.nlm.nih.gov/24426184/

[4] Imai S, et al. A simple meal plan of 'eating vegetables before carbohydrate' was more effective
for achieving glycemic control than an exchange-based meal plan in Japanese patients with type 2
diabetes. Asia Pac J Clin Nutr. 2011;20(2):161-8.
https://pubmed.ncbi.nlm.nih.gov/21669583/

[5] Kuwata H, et al. Meal sequence and glucose excursion, gastric emptying and incretin secretion
in type 2 diabetes: a randomised, controlled crossover, exploratory trial. Diabetologia. 2016
Mar;59(3):453-61.
https://pubmed.ncbi.nlm.nih.gov/26704625/

[6] Yabe D, et al. Dietary instructions focusing on meal-sequence and nutritional balance for
prediabetes subjects: An exploratory, cluster-randomized, prospective, open-label, clinical trial. J
Diabetes Complications. 2019 Dec;33(12):107450.
https://pubmed.ncbi.nlm.nih.gov/31648850/

卵は1日1個？
卵はいくつまで
食べてもよいの？

卵はたくさん食べてもいい！
って聞いてきたよ

反対に、あんまり食べたら
いけない！ って話もあるよ

どっちが正解!?

卵はさまざまな料理に利用される身近な食品ですよね。値段が安くて栄養価が高いですし、多くの人が日常的に食べていると思います。さて、「卵は1日1個まで」という話を聞いたことはありませんか？　昔からひとつの目安としてよく知られている基準だと思います。

　あるいは、「卵はコレステロールが高いから毎日食べてはダメ！」「いやいや、卵には栄養がたくさん含まれているから、いくら食べても問題ないよ！」といろいろな矛盾する話を聞いて混乱されている人もいらっしゃるかもしれません。それでは、実際のところはどうなのでしょうか？　卵1個に含まれるコレステロールは約200mgと言われており、そのほとんどは卵黄です[1]。2005年の厚生労働省が定めた『日本人の食事摂取基準』によると、コレステロールの摂取量の上限は男性750mg、女性600mgとされています[2]。日本人ではコレステロールの摂取源として卵が最も多く、食品全体の約半分を占めますが、肉や魚などもコレステロールを含んでいます[1]。これらのデータから単純に考えると、卵の摂取量は確かに1日1個までがよさそうに見えます。

　ただし、先ほど説明した「コレステロールの摂取量の上限は男性750mg、女性600mg」という数値には、実は十分

な科学的根拠がありませんでした。というのは、コレステロールは体内で合成されるので、食事によって摂取されるコレステロールは体内で合成されるコレステロールの1/3〜1/7に占めるにすぎません[3]。つまり、食事中のコレステロール量と血中のコレステロール量は、必ずしも比例しないのです。先ほどの『日本人の食事摂取基準』は5年ごとに改定されるのですが、前述の2005年版から見て次の次の改訂(つまり10年後の改訂)から「食事中のコレステロールをどこまで制限すればよいかを一律に定めることは難しい」という判断により、2015年版の『日本人の食事摂取基準』では「コレステロール摂取量の上限を設けないこととする」と記載されるようになりました[3]。そうなると「あれ、実は卵はいくら食べても大丈夫かな？」と感じますよね。

しかし、アメリカ人を対象に行われた6つの研究をまとめて解析してみたところ、**「卵やコレステロールの摂取量が多い人では心臓や血管の病気が起きたり、亡くなったりすることが多い」**という結果が出ました[4]。この研究だけでははっきりしたことは言えませんが、卵のとりすぎが健康に悪い可能性は否定できません。毎日3個も4個も食べるなどの極端なケースはよくないかもしれません。

一方で、中国で行われた複数の研究をまとめた分析で
は、週に7個以上(つまり1日平均1個以上)のペースで卵
を摂取した人でも、週に1個未満しか卵を食べない人と比
べて、心臓や血管に関する病気の発生率や死亡率はとくに
変わりませんでした5。また、同じく中国で行われた50
万人を対象とした研究によると、卵を毎日食べる人(1日
あたり平均で0.76個)では、ほぼ卵を食べない人と比べる
と、むしろ心臓や血管の病気が起きる頻度が少なかった、
と報告されました6。これらの結果を見る限り、少なくと
も卵を毎日1個程度まで摂取するのは問題なさそうです。

　ただし、LDLコレステロール、いわゆる悪玉コレステ
ロール値が高い人の場合は話が変わります。悪玉コレステ
ロール値が高い人は、動脈硬化から将来心筋梗塞や脳梗塞
になりやすいことが知られており、生活習慣や運動、食事
などへの配慮が必要です7。その一環として、日本動脈硬
化学会はバランスのよい食事として、食物繊維を多く含む
大豆製品や海藻、野菜の摂取を増やすことに加えて、コレ
ステロールの1日あたり摂取量を200mg以下にすることも
推奨しています8。先ほど述べたように卵1個のコレステ
ロール量が200mgなので、これだけで目安の数値に達し
ますね。したがって、**悪玉コレステロールが高い人は毎日
1個卵を食べるのは多すぎです。**卵料理を連日続けないよ

うにしたり、卵を食べた日の前後は卵以外でコレステロールの高い食材は控えたりという工夫が必要です。

　まとめると、一般的には、**卵を毎日 1 個食べる程度ならば問題はなさそうです。**それ以上食べすぎた場合の健康面への悪影響は現時点ではっきりしていないので、ほどほどにしておきましょう。また、卵に含まれるコレステロールのとりすぎは、脂質異常症(悪玉コレステロールの増加や、善玉コレステロールの低下)や心臓など循環器系の病気を予防する観点からは避けるべきでしょう**9**。悪玉コレステロールが高い人は、1 日あたりのコレステロール摂取量は 200mg 未満が目安になるので、卵を含めてコレステロールの多い食材の摂取は控えめにしたほうがよいです。

参考文献

[1] 公益財団法人長寿科学振興財団健康長寿ネット「コレステロールの働きと1日の摂取量」
https://www.tyojyu.or.jp/net/kenkou-tyoju/eiyouso/cholesterol.html

[2] 厚生労働省　日本人の食事摂取基準（2005年版）
https://www.mhlw.go.jp/shingi/2005/03/dl/s0307-4f.pdf

[3] 厚生労働省　日本人の食事摂取基準（2015年版）
https://www.mhlw.go.jp/file/05-Shingikai-10901000-Kenkoukyoku-Soumuka/0000042631.pdf

[4] Zhong VW, et al. Associations of Dietary Cholesterol or Egg Consumption With Incident
Cardiovascular Disease and Mortality. JAMA. 2019 Mar 19;321(11):1081-1095.
https://pubmed.ncbi.nlm.nih.gov/30874756/

[5] Xu L, et al. Egg consumption and the risk of cardiovascular disease and all-cause mortality:
Guangzhou Biobank Cohort Study and meta-analyses. Eur J Nutr. 2019 Mar;58(2):785-796.
https://pubmed.ncbi.nlm.nih.gov/29680985/

[6] Qin C, et al. Associations of egg consumption with cardiovascular disease in a cohort study of 0.5
million Chinese adults. Heart. 2018 Nov;104(21):1756-1763.
https://pubmed.ncbi.nlm.nih.gov/29785957/

[7] 一般社団法人日本動脈硬化学会「脂質異常症診療のQ&A」
https://www.j-athero.org/jp/publications/si_qanda/

[8] 一般社団法人日本動脈硬化学会「コレステロール摂取量に関する声明」
https://www.j-athero.org/jp/outline/cholesterol_150501/

[9] 厚生労働省　日本人の食事摂取基準（2020年版）
https://www.mhlw.go.jp/content/10904750/000586553.pdf

食品添加物って
本当に危険なの？

にがりも、食品添加物だって、
知ってた!?

えっ!?　そう考えると、考えを
改めてないといけないってこと？

そもそも、食品添加物って、何？

「食品添加物ってなんかよくわからないけど、あんまりとらないほうがいいよね」と考えている人は少なくないと思います。ここでは食品添加物について掘り下げていきましょう。

　食品添加物の定義については、厚生労働省のホームページ**1**に書かれています。

『食品添加物は、保存料、甘味料、着色料、香料など、食品の製造過程または食品の加工・保存の目的で使用されるものです』

　つまり、食品をつくる過程で必要なもの、ということですね。例えば、豆腐は豆乳に「にがり」を加えることでつくられますが、ここでいう**「にがり」が食品添加物にあたります。**「にがり」は昔から今でも海水でつくられており、食品添加物の中でも**既存添加物**と呼ばれます。食品添加物にもいろいろ種類があり、この中でも既存添加物は、古くから日本において広く使われており、長い食経験があるものを厚生労働省が認定しています。他に、天然香料、一般飲食物添加物に加えて、厚生労働大臣が指定した添加物である指定添加物があります。

　指定添加物については他の3つと比べて歴史が浅いため、厚生労働省が安全性について認可をしている、ということ

になります。では、厚生労働省はどのようにして食品添加物の安全性を確保しているのでしょうか？　食品添加物であるソルビン酸の例で大まかに説明すると、マウスなどの動物実験のデータを参考に「この程度なら摂取しても問題なかったよ！」という量(無毒性量) を決める[2],[3]。

▶ 体重1kgあたりで 2500mg分のソルビン酸を毎日摂取した動物では問題ないようだ[2]。

一生にわたって人が毎日食べ続けても大丈夫な量(1日摂取許容量)を決める(無毒性量の100分の1)[2],[3]。

▶ 体重1kgあたり25mg分のソルビン酸なら、人が毎日食べても大丈夫だろう[3]。

▶ つまり、体重60kgの人なら毎日1.5gのソルビン酸を食べても大丈夫そうだ。

過剰に摂取しても添加物による健康被害が生じないように、食品に入れてよい量(使用基準)を決める[4],[5]。

▶ ソルビン酸がよく使われる製品として「ジャム」がある

▶ さすがにジャムを毎日1.5kg食べる人はいないだろう

▶ ならジャム1kgあたりで1gまでのソルビン酸の使用を認めても、毎日1.5gのソルビン酸を食べ続けることにはならないはず

▶ ジャム1kgあたりで1gのソルビン酸を使用基準とすれば、1日摂取許容量を超えないので安心！

という流れです。

しっかりとした裏づけに基づいて食品添加物の「無毒性量/1日摂取許容量/使用基準」が決定され、健康を万が一にも害さないように配慮されているわけです。さて、SNSで食品添加物と検索すると「避けるべき食品添加物」「食べると癌になる添加物10選」などが目につきます。ちょっと要約して引用してきたので、見てみましょう。

▶WHOの報告によるとベーコンやハムなどの加工肉を食べると大腸がんのリスクが高まる
▶これらに含まれる亜硫酸塩は強い発がん性があり、注意が必要である

　なるほど、それっぽいことが書かれています。たしかにWHOの報告には「加工肉を毎日50g食べるごとに、結腸直腸がんのリスクが約18%増加すると推定されました」と記載されています[6]。ですが、WHOの報告は、赤身肉及び加工肉の話であり、加工肉に限定している話ではありません。また、赤身肉の過剰摂取に関しては糖尿病との関係[7]や心筋梗塞や死亡リスク[8]と関連が報告されているものの、先述のWHOも「肉を食べるのは健康上の利点がありますが、食べすぎには注意しましょう」と書かれています。これでは添加物を悪者にして、加工肉は危険！　というのは無理筋です。また、亜硫酸ナトリウムは強い発がん性と

いうことも本当でしょうか？　日本医薬品添加剤協会の情報を確認 9 してみると、がん性はマウスでも報告されていません。内閣府食品安全委員会の議事録 10 にも「発がん性は確認できない」とあります。つまり、「マウスでは発がん性が確認されている」というデマだけが広がっている形になります。

　そして、マウスで発がん性が指摘されていたとしても、結局「実際どれぐらいの量をとるのか」について安全性を確認されており、普通に生活していれば人体に安全な量しか使われませんので、非現実的な量を食べなければ問題ありません。

　食品添加物が危険！　という話はこの量の概念が著しく欠けているか、そもそも思い込みで拡散されている話ばかりで、根拠がありません。このような情報には惑わされないようにしましょう。

　ただしそんな中、とくに加工品をたくさん食べていると、気がつかないうちに人体にとって安全でない量を摂取してしまっているものがあります。

　それは**塩分**です。塩分は食品添加物ではありませんが、かなり注意が必要です。国民健康栄養調査によると食塩摂取量の平均値は10.1gですが 11 、塩分摂取が増えることにより高血圧症、慢性腎臓病、胃がんなどのリスクが高くなることが知られており、成人1人1日当たり男性7.5g未満、

女性では6.5g未満と設定されています⑫。また、高血圧から動脈硬化や脳梗塞などへ進展しないために高血圧症のある人は6.0g未満が目標です。これはかなり頑張らないといけません。

「食品添加物は危険！」と叫ぶ人たちはその中身こそデタラメですが、1つだけいいことを言っています。そう、**「食品表示を見よう」**です。ここには食塩相当量の記載が必ずあります。コンビニやスーパーで加工品を買う際に見てみましょう。6gを目指すためには1食2gです。サラダチキンを食べようものなら1つで2g近いものもザラにあり、確かに「加工肉は危ない」のかもしれません。

　塩分を減らすためには加工品を減らす他、薄味に慣れたり酸味や香辛料を上手く使ったりする他、野菜などからカリウムを積極的にとり、塩の排泄を増やすことなどがあげられます。

　食品添加物については「なんとなく健康に悪そう」という言説がずっと広がっていますが、そんな中途半端な情報よりぜひ、塩分に着目して加工食品を選んでいただければと思います。

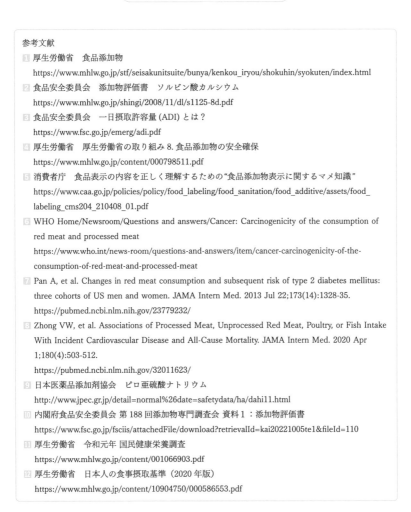

参考文献

1 厚生労働省　食品添加物
https://www.mhlw.go.jp/stf/seisakunitsuite/bunya/kenkou_iryou/shokuhin/syokuten/index.html

2 食品安全委員会　添加物評価書　ソルビン酸カルシウム
https://www.mhlw.go.jp/shingi/2008/11/dl/s1125-8d.pdf

3 食品安全委員会　一日摂取許容量 (ADI) とは？
https://www.fsc.go.jp/emerg/adi.pdf

4 厚生労働省　厚生労働省の取り組み 8. 食品添加物の安全確保
https://www.mhlw.go.jp/content/000798511.pdf

5 消費者庁　食品表示の内容を正しく理解するための"食品添加物表示に関するマメ知識"
https://www.caa.go.jp/policies/policy/food_labeling/food_sanitation/food_additive/assets/food_
labeling_cms204_210408_01.pdf

6 WHO Home/Newsroom/Questions and answers/Cancer: Carcinogenicity of the consumption of
red meat and processed meat
https://www.who.int/news-room/questions-and-answers/item/cancer-carcinogenicity-of-the-
consumption-of-red-meat-and-processed-meat

7 Pan A, et al. Changes in red meat consumption and subsequent risk of type 2 diabetes mellitus:
three cohorts of US men and women. JAMA Intern Med. 2013 Jul 22;173(14):1328-35.
https://pubmed.ncbi.nlm.nih.gov/23779232/

8 Zhong VW, et al. Associations of Processed Meat, Unprocessed Red Meat, Poultry, or Fish Intake
With Incident Cardiovascular Disease and All-Cause Mortality. JAMA Intern Med. 2020 Apr
1;180(4):503-512.
https://pubmed.ncbi.nlm.nih.gov/32011623/

9 日本医薬品添加剤協会　ピロ亜硫酸ナトリウム
http://www.jpec.gr.jp/detail=normal%26date=safetydata/ha/dahi11.html

10 内閣府食品安全委員会 第 188 回添加物専門調査会 資料 1：添加物評価書
https://www.fsc.go.jp/fsciis/attachedFile/download?retrievalId=kai20221005te1&fileId=110

11 厚生労働省　令和元年 国民健康栄養調査
https://www.mhlw.go.jp/content/001066903.pdf

12 厚生労働省　日本人の食事摂取基準（2020 年版）
https://www.mhlw.go.jp/content/10904750/000586553.pdf

科学的に証明された、
よい筋トレ

筋トレをすると健康になる

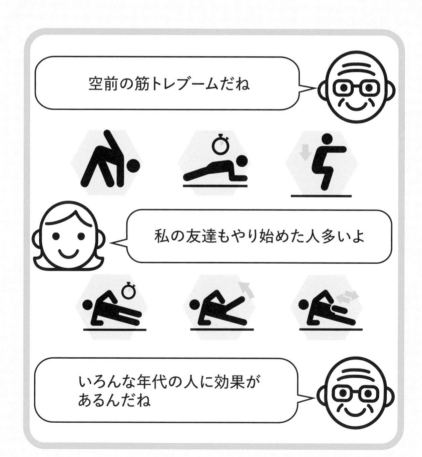

　筋トレをしたことがありますか？　スポーツ庁が行った調査❶ではここ1年間に行った運動・スポーツの種類として一番多いのは「ウォーキング」で62.0％と最も高く、次いで「体操」（14.0％）で、筋トレ（トレーニング）は13.6％と運動の中では多いものの、実施している人は少ないです。また、興味深いことに若い人では体操は全体の10％強で、筋トレは20％弱と筋トレを行っている人が多いのですが、高齢者ではその逆で体操が20％強、筋トレが10％弱と一気に筋トレをしている人が減ります。

　そもそも、筋トレとは何でしょうか？　筋トレとは筋力トレーニングの略で筋力を向上させたり筋量を増加させたりする目的で行うことが多い運動で、**レジスタンストレーニング**とも言います。筋肉に普段の日常生活ではかからないような負荷をかけることで、筋肉に刺激を与えます。運動の種類としては他には**有酸素運動、バランストレーニング**があります。有酸素運動は全身あるいは上半身、下半身を日常生活と同程度かそれ以上に速く動かすことで心拍数を上げ、体力をつける運動のことです。バランストレーニングは体幹を中心としたトレーニングで主に転倒予防を目的に行われます。

さて、筋トレはどんな人に必要なのでしょうか？WHOの「身体活動・座位行動ガイドライン」[2]では**「筋力強化は全ての人の健康に役立つ」**と書かれています。つまり、「全ての人」にとって筋力トレーニングは行う必要があるということです。しかし、筋トレが最も効果的な人たちがいます。それは高齢者です。「1-1.メタボからサルコへ」でお話ししたように、年をとると筋肉が減ってきます。始まりは食事量が減ることも関係していますが、日常生活の活動量が減ってしまうことも大きいです。それを打破するために筋トレは有効であり、**年をとればとるほど筋トレをするべき**とも言えます。そういった人にとっての筋トレはどのような効果があるのかというと、**死亡リスクの低下、心血管疾患やがんによる死亡リスクの低下**[3]のような健康面だけでなく、**体力の改善**[4]、**生活の質の改善**[5]、**認知機能の改善**[6]、**睡眠の質の改善**[7]など、日常生活になくてはならない要素についても効果があることが数多くの論文によって報告されています。

　また、筋トレは筋肉をつくる上で最も有効な手段で、筋トレをすることで筋肉が増えたり、加齢や減量によっておきる筋肉の減少を予防してくれたりします。「1-5.筋肉があることはあらゆる健康につながる」で述べましたが、筋トレをして筋肉を維持することはとても重要です。

　さて、筋トレをしなくてよい人はいるのでしょうか？
それは日常ですでに十分強い負荷の身体活動を行っている
人です。具体的には肉体労働などで日常生活以上の負荷が
かかることで十分筋肉量が維持されているようであれば、
筋トレは必要ありません。逆に言えば筋肉にしっかりと刺
激を与えるためには通常はかなりしんどい肉体労働などを
行わないといけないのですが、それを短時間で効率的に行
えるようにしたのが筋トレです。そう考えると筋トレがい
かに効率よく身体の筋肉を鍛えられる運動であるかがわか
るかと思います。

　年をとってきて特別身体を動かすことをしていない人が
筋トレをしていないと、どんどん筋肉が落ちることで、次
第に日常生活に影響が出るような筋肉量になっていき、体
力も落ち、糖尿病や他の病気にもなりやすくなります。そ
れらの病気がさらに筋肉や体力にも悪影響を与え、さらに
日常生活を送ることができなくなり、認知症や寝たきりに
繋がっていきます。年をとるにつれ、筋トレを行う重要度
は増していくのです。

参考文献

1　スポーツ庁　令和４年度「スポーツの実施状況等に関する世論調査」
https://www.mext.go.jp/sports/b_menu/toukei/chousa04/sports/1415963_00008.htm

2　WHO 身体活動・座位行動ガイドライン
https://apps.who.int/iris/bitstream/handle/10665/337001/9789240014886-jpn.
pdf?sequence=151&isAllowed=y

3　Shailendra P, et al. Resistance Training and Mortality Risk: A Systematic Review and Meta-
Analysis. Am J Prev Med. 2022 Aug;63(2):277-285.
https://pubmed.ncbi.nlm.nih.gov/35599175/

4　Smart TFF, et al. The role of resistance exercise training for improving cardiorespiratory fitness in
healthy older adults: a systematic review and meta-analysis. Age Ageing. 2022 Jun 1;51(6):afac143.
https://pubmed.ncbi.nlm.nih.gov/35737600/

5　Arntz F, et al. Chronic Effects of Static Stretching Exercises on Muscle Strength and Power in
Healthy Individuals Across the Lifespan: A Systematic Review with Multi-level Meta-analysis.
Sports Med. 2023 Mar;53(3):723-745.
https://pubmed.ncbi.nlm.nih.gov/36719536/

6　Gallardo-Gómez D, et al. Optimal dose and type of exercise to improve cognitive function in older
adults: A systematic review and bayesian model-based network meta-analysis of RCTs. Ageing
Res Rev. 2022 Apr;76:101591.
https://pubmed.ncbi.nlm.nih.gov/35182742/

7　Hasan F, et al. Comparative efficacy of exercise regimens on sleep quality in older adults: A
systematic review and network meta-analysis. Sleep Med Rev. 2022 Oct;65:101673.
https://pubmed.ncbi.nlm.nih.gov/36087457/

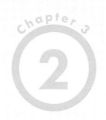

Chapter 3

専門家が筋トレを
強くすすめる理由

科学的なデータでは、筋トレ効果を
発揮するには、短時間でいいみたい!

そうね。やらないことより少しでも
やるのが大切ね

よーし、少しだけでもやってみるぞ!

筋トレがいかに健康によいのかということについて前項でお話ししました。筋トレに限らず、運動は健康によいことは誰もがわかっている事実ではあり、スポーツ庁が行った調査[1]でも週に2日以上の運動を1年間以上継続した人が運動を行っている理由として「健康のため」「体力増進・維持のため」というのをあげています。しかし、そのように運動している人は全体の25％にすぎず、していない理由として最も多いのが「仕事や家事が忙しいから」というもので、とにかく「時間がないから運動はできない」と思っている人が多いようです。

　確かに、「1-4.運動はどのような種類があるの？」でお話しした運動の中でも有酸素運動はとにかく時間をかけることが重要です。運動の効果として「体重減少効果」を期待する上でも、「死亡率低下効果」「心血管病のリスク低下効果」「がんの発症リスク低下効果」などを期待する上でも時間が必要です。体重減少効果を例にとると、消費エネルギーの考え方が理解しやすいです。すべての運動や日常生活動作には**METs(メッツ)**という概念があります。メッツとは単位時間・体重あたりの消費カロリーのことです[2]。具体的にはまずメッツ表を見ます[3]。例えば、体重60kgの人がエアロビクスを30分間(0.5時間)行った場合の消費エネルギーはメッツ表を見ると7.3メッツですの

運動のメッツ表

メッツ	3メッツ以上の運動の例
3.0	ボウリング、バレーボール、社交ダンス（ワルツ、サンバ、タンゴ）、ピラティス、太極拳
3.5	自転車エルゴメーター（30〜50ワット）、自体重を使った軽い筋力トレーニング（軽・中等度）、体操（家で、軽・中等度）、ゴルフ（手引きカートを使って）、カヌー
3.8	全身を使ったテレビゲーム（スポーツ・ダンス）
4.0	卓球、パワーヨガ、ラジオ体操第1
4.3	やや速歩（平地、やや早めに＝93m/分）、ゴルフ（クラブを担いで運ぶ）
4.5	テニス（ダブルス）*、水中歩行（中等度）、ラジオ体操第2
4.8	水泳（ゆっくりとした背泳）
5.0	かなり速歩（平地、速く＝107m/分）、野球、ソフトボール、サーフィン、バレエ（モダン、ジャズ）
5.3	水泳（ゆっくりとした平泳ぎ）、スキー、アクアビクス
5.5	バドミントン
6.0	ゆっくりとしたジョギング、ウェイトトレーニング（高強度、パワーリフティング、ボディビル）、バスケットボール、水泳（のんびり泳ぐ）
6.5	山を登る（0〜4.1kgの荷物を持って）
6.8	自転車エルゴメーター（90〜100ワット）
7.0	ジョギング、サッカー、スキー、スケート、ハンドボール*
7.3	エアロビクス、テニス（シングルス）*、山を登る（約4.5〜9.0kgの荷物を持って）
8.0	サイクリング（約20km/時）
8.3	ランニング（134m/分）、水泳（クロール、ふつうの速さ、46m/分未満）、ラグビー*
9.0	ランニング（139m/分）
9.8	ランニング（161m/分）
10.0	水泳（クロール、速い、69m/分）
10.3	武道・武術（柔道、柔術、空手、キックボクシング、テコンドー）
11.0	ランニング（188m/分）、自転車エルゴメーター（161〜200ワット）

メッツ	3メッツ未満の運動の例
2.3	ストレッチング、全身を使ったテレビゲーム（バランス運動、ヨガ）
2.5	ヨガ、ビリヤード
2.8	座って行うラジオ体操

＊試合の場合

出所：参考文献3より

で、7.3 × 60 × 0.5 ＝ 219kcal となります。**消費カロリーを増やすには強度を増やすか時間を伸ばすかです。**強度は体力がないと難しいので、やはり時間をかけないといけないということです。そして、健康効果を目標とする場合でもWHOの身体活動・座位行動ガイドライン4では**「少なくとも週150〜300分」**と記載されており、「そんな長い時間は難しいよ〜」と思ってもしかたないと思います。

それに対して、筋トレは先ほどのガイドラインでも時間が規定されていません。実際、筋トレをどれぐらいやるのが、健康にとってよいのかということについてある研究結果5を解説しましょう。2022年に大きな病気をしていない18歳以上の成人を対象に、筋トレと健康との関連を調査した16件の研究をまとめた報告が行われました。それによると健康による効果は**週約30〜60分の筋トレが最も効果的で週120分以上行うと逆に健康の効果がなくなる**というものでした。1日約5分もすれば達成できてしまうため、大変効率的であると言えます。

また、筋トレで筋力を増やすのも時間をかければよいということではありません。次の項で詳しくお話ししますが、十分な強度であることが重要です。実は大変重要な研究が日本で行われておりまして6、それによると**1日3秒間の**

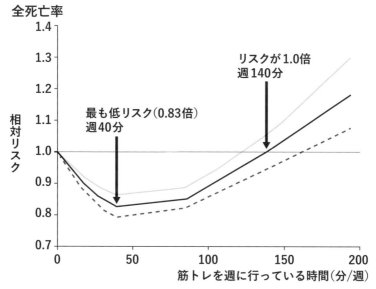

全死亡率

相対リスク

最も低リスク(0.83倍)
週40分

リスクが1.0倍
週140分

筋トレを週に行っている時間(分/週)

出所：参考文献5

上腕二頭筋と上腕三頭筋の筋トレを4週間行ったところ、なんと10%の筋力上昇が得られたということが報告されています。たった、3秒間の筋トレをする時間がないという人はいないと思いますし、全くやらないよりは短時間で遥かに効果が得られるのがよい点です。

　このように筋トレは時間をかけずに効果が得られる特性を持っていますので、時間がない人、長い時間かけるのが面倒くさいなと思っている人にとっては本当に有効な運動であるということがわかるかと思います。これをご覧になっている人、今日筋トレしましたか？　**3秒間だけでもやってみませんか？**

参考文献

[1] スポーツ庁　令和4年度「スポーツの実施状況等に関する世論調査」
https://www.mext.go.jp/sports/b_menu/toukei/chousa04/sports/1415963_00008.htm

[2] 厚生労働省　健康づくりのための身体活動基準 2013
https://www.mhlw.go.jp/stf/houdou/2r9852000002xple-att/2r9852000002xpqt.pdf

[3] 厚生労働省　メッツ表
https://e-kennet.mhlw.go.jp/wp/wp-content/themes/targis_mhlw/pdf/mets.pdf

[4] WHO 身体活動・座位行動ガイドライン
https://apps.who.int/iris/bitstream/handle/10665/337001/9789240014886-jpn.
pdf?sequence=151&isAllowed=y

[5] Momma H, et al. Muscle-strengthening activities are associated with lower risk and mortality in major non-communicable diseases: a systematic review and meta-analysis of cohort studies. Br J Sports Med. 2022 Jul;56(13):755-763.
https://pubmed.ncbi.nlm.nih.gov/35228201/

[6] Sato S, et al. Effect of daily 3-s maximum voluntary isometric, concentric, or eccentric contraction on elbow flexor strength. Scand J Med Sci Sports. 2022 May;32(5):833-843.
https://pubmed.ncbi.nlm.nih.gov/35104387/

筋トレで重要な
ことは負荷。
適切な強度を選ぼう！

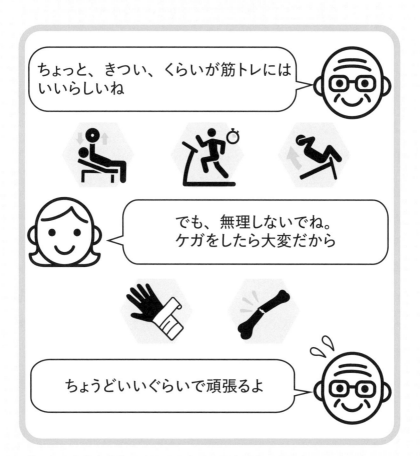

筋トレには大事な3原理があります。**「過負荷の原理」**
「特異性の原理」「可逆性の原理」です１。順番に解説しま
す。

　「過負荷の原理」とはある程度の負荷を身体に与えないと
トレーニングの効果が得られないということです。日常生
活と変わらないくらいでは筋肉は大きくならないし、力は
つかないのですね。力を維持するという目的であれば日常
生活と同程度でよい可能性はありますが、効果は落ちるで
しょう。

　「特異性の原理」とはトレーニングを行った部位やその能
力のみがよくなるということです。つまり、立ち上がりに
不安が感じるのであればスクワットなどのような立ち上が
るトレーニングがよく、腕立て伏せで足の力が強くなるこ
とはないということです。

　「可逆性の原理」とはトレーニングをやめればトレーニン
グによって得られた効果を失うということです。まぁ、当
たり前ですよね。

　この中で「過負荷の原理」についてここで解説します。
つまり、筋トレを行ってうまく筋肉の量を増やしたり、筋
力をつけたりするためには、そこそこしんどいことをしな
いといけないということです。こういったことが筋トレに

苦手意識を持つ人が多い理由かもしれません。

　さて、筋トレの強度にはRMという概念があります。RMとはRepetition Maximumの略で、決まった重さに対して何回反復して関節運動を行うことができるかによって強度を決める方法です。例えば、1回が限界の負荷は1RM、最高５回繰り返せる負荷は５RMです。数字が大きいほど強度は低くなります。別の言い方として1RMの何％という言い方もあります。そして、**筋力をつけたり筋量を増やしたりしたいのであれば、何回もできないくらいの負荷で行う必要があります。つまり、何度もできるような筋トレをしても筋力や筋量を増やすのには効率が悪いということです。**これが、ウォーキングをしても筋肉を増やすのが難しい理由です。

　さて、次頁の図はそれぞれの強度における筋トレの効果を示したものですが、負荷が強いと筋力が主に増強され、中程度だと筋肉が大きくなり、負荷が少ないと筋持久力が中心によくなります。負荷についてですが、あくまでもその本人にとってですので、人によってもちろん大きく変わります。例えばスクワットを３回しかできない人にとってはその１回はすごく高い負荷になり筋力を増強できますが、スクワットを20回できる人にとってはその１回は負

荷が低くなりますので、筋力や筋量を増やしたりするのには効率が悪いということになります。前者の人は自宅でスクワットをするだけで効果が期待できますが、後者の人は負荷を上げるためにダンベルやバーベルなどが必要になってきます。つまり、**筋力が低い人にとって、筋トレは非常に効率がよい運動と言えます。**

最大反復回数	％１RM	
1	100％	
2	95％	
3	93％	筋力増強
4	90％	
5	87％	
6	85％	
7	83％	
8	80％	筋肥大
9	77％	
10	75％	
12	70％	
15	67％	
20	60％	筋持久力
30	50％	

出所：参考文献 2

当たり前のようですが、同じ筋トレをしていると自分の筋力が上がりますので、今までしていた筋トレの自分にとっての負荷が低くなっていきます。そのため、筋力が上

がる効率がだんだん悪くなって、どこかでほぼ変わらなくなります。ですので、自分の筋力を評価しながら実施していくことが大切です。ジムなどではそのあたり考慮しながら指導してくれますが、自分で行う場合は自分で調整が必要です。ダンベルなど重りを使った筋トレであるならば調整ができますが、スクワットや腕立て伏せなどでは難しいです。私が作成しているYouTubeチャンネルである**「くろまめチャンネル(https://www.youtube.com/@KuromameAyabeDiabetes/)」**では全ての動画で重りを使わない筋トレで強度を調整できるようにしています。自宅で実施する上でも強度調整をしやすいと思いますので、ぜひご利用ください。

参考文献
1 厚生労働省　e-ヘルスネット　運動プログラム作成のために原理原則
　https://www.e-healthnet.mhlw.go.jp/information/exercise/s-04-001.html
2 NESTA JAPAN 事務局　PERSONAL FITNESS TRAINER 日本語版

◀くろまめチャンネル

低負荷×高回数か
高負荷×低回数か

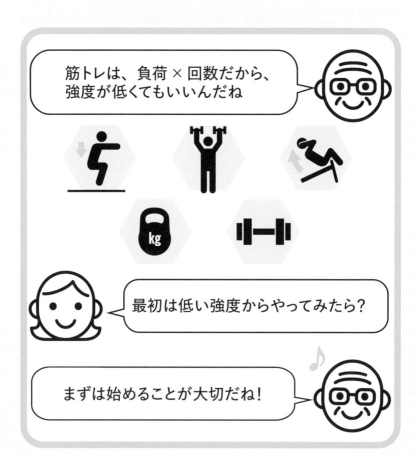

　筋トレをする上で負荷が大切だということを前項でお話
ししました。自分の強度を測るのは大変ですが、とくに筋
力が低い人にとって筋トレはとても効率的にできる運動で
あることがご理解いただけたかと思います。

　ただ、いくら効果的で時間をかけなくてもよいとはいえ、
やはり高負荷はしんどいです。例えばスクワットのように
複数の関節を動かすものであれば、負荷が強くなるたびに
関節への負担も大きくなります。息をこらえて動作をすれ
ば、血圧も上がりますし、また筋力が強くなれば、ダンベ
ルやバーベルなどの重りを使わないと筋力アップは難しい
です。ダンベルやバーベルは自宅で使うことは可能ですが、
スクワットなどに使う場合はその重りも重く、高価ですし、
自宅で置いておく場所の確保も大変です。また、ダンベル
やバーベルなどについては、筋トレ中に身体の上に落とす
などの事故のリスクもつきまといます。そういった点も考
えて、高負荷の筋トレはなかなか難しい点が存在します。

　さて、負荷が低いと全く意味がないのかというと、そう
ではありません。筋トレにも「2.専門家が筋トレを強くす
すめる理由」でお話しした有酸素運動と同じように積の概
念があるのです。つまり、筋トレの効果として得られるの
は**「どれだけの負荷をかけたか」×「どれだけの回数行っ**

たか」ということなのです。

　以前から筋トレの効果は「どれだけの負荷をかけたか」
×「どれだけの回数行ったか」だということについての研究が行われていましたが、2023年にそれらをまとめた報告[1]がなされました。その報告では、健康な成人を対象とした筋トレの負荷、セット数、週の頻度で筋力や筋肥大の効果を比較したランダム化試験をまとめて、どの負荷・セット数・週の頻度で行うのが筋力と筋量によい影響を与えていたかということについて評価されています。その結果として、**筋力については、高負荷・複数セット・週に1〜3回が最も効果的であり、筋量については最もよかったのが、高負荷・複数セット・週に2回でありましたが、低負荷・複数セット・週1〜2回も十分な効果を示しており、筋量には複数セットが重要であるということが結論づけられています。**

　先述は成人を対象とした研究[2]ですが、高齢者のみを対象とした研究も紹介します。こちらの研究も、高齢者を対象として筋トレの負荷とその回数の効果を比較した研究をまとめて、低負荷×高回数と高負荷×低回数のどちらが有効か検証しています。その結果、**筋量に関しては高負荷×低回数が低負荷×高回数と比べてやや有意でありましたが、**

筋力についてはどちらも変わらなかったのです。

　以上のことをまとめますと、**筋トレの負荷が少なかった ら、その分回数を増やすことで同様の効果が期待できる可 能性が高いです。** それを踏まえてどちらがおすすめかとい うと、筋トレを始めた最初は高負荷を行うのがそこまで大 変ではないでしょうし、運動の習慣もついていないと思い ますので、**まず高負荷×低回数で短時間で行い、筋力がつ いてきて高負荷が難しくなった頃には習慣もついてくると 思いますので、その時点で負荷を落とし（現実的には同じ 筋トレを継続し）、回数を増やしていくのがよいと思いま す。** あまりにも負荷が低すぎると回数を増やさないといけ ないので負荷が低すぎないようには注意しましょう。

参考文献

[1] Currier BS, et al. Resistance training prescription for muscle strength and hypertrophy in healthy adults: a systematic review and Bayesian network meta-analysis. Br J Sports Med. 2023 Jul 6:bjsports-2023-106807.
https://pubmed.ncbi.nlm.nih.gov/37414459/

[2] Csapo R, et al. Effects of resistance training with moderate vs heavy loads on muscle mass and strength in the elderly: A meta-analysis. Scand J Med Sci Sports. 2016 Sep;26(9):995-1006.
https://pubmed.ncbi.nlm.nih.gov/26302881/

さまざまな筋トレの種類、スロトレは高齢者でも安全にできる筋トレ

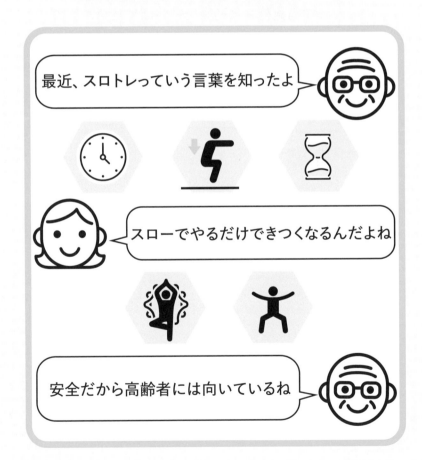

今までいろいろな種類の筋トレについて小出しにしてきましたが、ここでは筋トレの種類について解説します。まずは下図を御覧ください。

種別	主な長所	主な短所	種類
フリーウェイトトレーニング	・高重量で追い込める ・1種類で複数の筋肉が鍛えられる	・フォームの習得がやや難しい ・怪我のリスクがある ・ジムが必要	バーベルスクワット ベンチプレス デッドリフト サイドレイズ ダンベルフライ ダンベルカール
自室トレーニング	・自宅でできる ・お金がかからない ・安全にできる	・負荷をかけるのが難しい ・鍛えにくい部位がある	スクワット プッシュアップ カーフレイズ チンニング バックエクステンション シットアップ ヒップリフト
マシントレーニング	・フォームの取得が容易 ・高重量でも安全に追い込める	・遠心力収縮に負荷がかけにくい ・ジムが必要	ラットプルダウン ラットロー チェストプレス アブドミナルクランチ レッグプレス レッグエクステンション
ケーブルトレーニング	・安全に限界まで追い込める ・負荷が抜けにくい ・多方向から負荷がかけられる	・フォームの取得がやや難しい ・遠心力収縮に負荷がかけにくい ・ジムが必要	プレスダウン ケーブルクロスオーバー ケーブルサイドレイズ

それぞれについてメリット・デメリットがあります。

フリーウェイトトレーニングはダンベルやバーベルなどの器具を使ったトレーニングです。「4.低負荷×高回数か高負荷×低回数か」でもお話ししましたが。重りの重さを増やせば増やすほど負荷を上げられるのがメリットです。また、1つの筋トレで複数の筋肉に刺激が入りますので、1回で複数の筋肉が鍛えられます。ただ、デメリット

も複数存在します。まず、**ちゃんとしたフォームでしない**
と目的とする筋肉が鍛えられません。やり方をしっかり学
ぶ必要があります。また、**ダンベルなどを顔や足に落とす**
というケガのリスクがあります。そして、ダンベルやバー
ベルは比較的高価ですので、買い揃えるのが大変ですし、
置く場所も困ります。ですから、ジムに行かないとなかな
かトレーニングするのが難しいです。代用として、筋力が
低かったり小さい筋肉を鍛えたりする場合には、ペットボ
トルなどを利用することもできます。

　自重トレーニングはおそらくいちばん有名な筋トレで自
分の体重を利用した筋トレです。スクワットや腕立て伏せ
(プッシュアップ)などがこれに当たります。自宅でできま
すし、お金もかかりません。負担も少ないので安全にでき
ます。ただ、自重を利用するため筋力が上がってきたら負
荷を増やしていくのが難しい点と背中の筋肉などに刺激を
かけるのが難しい点がデメリットです。

　マシントレーニングはフリーウェイトトレーニングに近
く、機械で重りを持ち上げる筋トレです。ウェイトトレー
ニングのよいところを持ちながら、さらに機械を使うので
一定方向にしか動かない、重りを身体に落とす心配がない
などのメリットがあり、安全に高重量を扱えます。ただ、
機械が大掛かりになりますので、自宅では困難であるのと
遠心性収縮(筋肉に力がかかりながら伸びていく状態)で負

荷がかかりにくいとされている点がデメリットです。また、一定の方向しかかからないため、鍛えられる筋肉も絞られます。

ケーブルトレーニングはフリーウェイトトレーニングとマシントレーニングの間のようなトレーニングで、ケーブルを使って重りを持ち上げる筋トレです。 マシンと違ってケーブルの自由度が高い分、やり方を習得すれば非常に有効で安全に高負荷で複数の筋肉に刺激が入り、最初から最後まで均一に負荷がかかります。ただ、やはり最初は慣れないと目的とする筋肉に刺激が入らないのと、こちらもジムがどうしても必要になってきます。

さて、いろいろな筋トレを紹介してきましたが、筋力が低い間は自重トレーニングで十分でも、だんだん筋力がついてくると負荷が足りなくなってきます。そういった時におすすめしたいのが**スロトレ**です。

スロトレとは(主に)自重トレーニングを行う際にゆっくりとした動作で行うという単純なものです。 その結果、**低負荷をスローでやることで、高負荷での筋トレとほとんど効果が変わらなかったとされています**[1]。しかもその上、筋トレ中の血圧の上昇が高負荷よりも少なく、膝の負担も少ないです。まさに、ご高齢の人がする上で夢のようなトレーニング方法です。

いろいろなやり方があるのですが、筋トレにかける時間と筋肥大の効果を示した研究を複数まとめて解析した報告[2]では、0.5秒〜8.0秒でのトレーニングがよかったと指摘されていて、あまりにもゆっくりしすぎてしまうと効果が落ちてしまうと考えられており、8秒までをひとつの目安にしましょう。私の動画でもスロトレの動画をつくっていますので、ご覧いただければと思います(https://www.youtube.com/playlist?list=PLdG2TRmFoZSFLqf-KMuUFjLKd7WwSaKqW)。

参考文献
[1] Tanimoto M, et al. Effects of low-intensity resistance exercise with slow movement and tonic force generation on muscular function in young men. J Appl Physiol (1985). 2006 Apr;100(4):1150-7.
https://pubmed.ncbi.nlm.nih.gov/16339347/
[2] Schoenfeld BJ, et al. Effect of repetition duration during resistance training on muscle hypertrophy: a systematic review and meta-analysis. Sports Med. 2015 Apr;45(4):577-85.
https://pubmed.ncbi.nlm.nih.gov/25601394/

◀スロトレ動画

ストレッチが日常生活を
過ごしやすくする

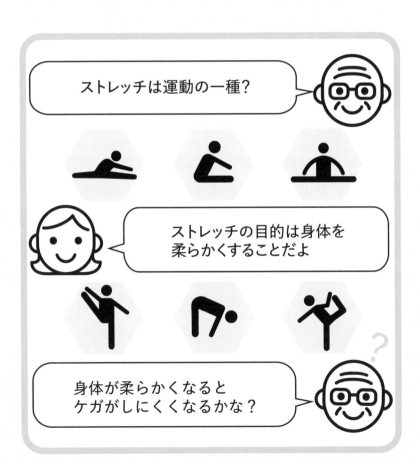

運動していますか？　と聞くと、「ストレッチはしています！」という答えがたまに返ってきます。ストレッチは運動に入るのでしょうか？　ストレッチはしたほうがよいのでしょうか？　ここではストレッチについて解説します。

さて、まずストレッチには静的ストレッチと動的ストレッチがあります。静的ストレッチというのは反動や動きを使わずに関節や筋肉を伸ばしていく方法です。動的ストレッチは逆で反動や動きを用いて行う方法です[1]。これが運動かというと、「2.専門家が筋トレを強くすすめる理由」でお話ししたMETs表[2]では**2.3METsと歩くよりは少しはマシ程度です**。ストレッチの目的は運動ではありません。**ストレッチの最も重要な目的は柔軟性を高め、関節の可動域を広げ、ケガのリスクを減らすことです**[3]。その上でアメリカスポーツ医学会では週2、3回以上、**できれば毎日の一連のストレッチを締めつけ感や少し痛いぐらいの程度まで成人は10〜30秒間の静的ストレッチを、高齢者なら30〜60秒行うことをすすめており**、それによってさらに柔軟性が高まる可能性があると言われています[4]。

ストレッチは柔軟性を向上させ、その結果、関節の可動域を広げることができることが研究によって示されています。柔軟性が向上すると、身体が動かしやすくなる、ケガ

のリスクを減らす、関節の動きがよくなる、筋肉の血流が
増える、筋肉が最も効果的に働けるようになる、日常活動
を行う能力を向上させるなどの効果があります❸。

　本格的な運動をする場合にはストレッチは注意が必要で
す❸。**いくつかの研究では、ストレッチをしても運動後の
筋肉痛が軽減されないことが示されています。他の研究で
は、短距離走の直前に筋肉を伸ばしてストレッチを保持す
ると、パフォーマンスがわずかに低下する可能性があるこ
とが示されています。**準備運動として静的ストレッチをす
ることはよくないと言われています。とくに冷えた筋肉を
伸ばすとケガをする可能性があります。準備体操として重
要なのは動的ストレッチ法で、低強度の軽いウォーキング
やジョギング、体操のような方法でウォームアップするの
がよいです。**静的ストレッチはトレーニング後、筋肉が温
まっている時に行います。**

　柔軟性を高めるために行う普段の静的ストレッチの話に
戻ります。ストレッチは左右対称に行いましょう。両側の
柔軟性のバランスがよくないと、ケガの危険因子となる可
能性があります。また、**ストレッチは全身の大きな筋肉を
順番に行っていきます。ふくらはぎ、太もも、腰、首、肩
などです。**とくに日常的に使用する筋肉や関節を意識する
のが重要です。

静的ストレッチで重要なのは時間です。筋肉は伸ばすと縮もうとする反射が働きますので、中途半端に短いストレッチは十分に筋肉が伸びません。**とくにご高齢の人の場合は少なくとも30秒を意識するのがよいです。**足りなければ60秒まで伸ばしてもよいです。強い痛みを感じるようであればそれはやりすぎですので、痛みを感じなくなる位置まで緩めましょう。

　ストレッチの難しいところは定期的にしないとその効果が失われるというところです。もちろん筋トレなどもそうなのですが、ストレッチはそれが顕著です。悲しいです。

　ストレッチは他の運動と組み合わせるのもよいです。例えば、ヨガや太極拳などもよいですし、筋トレもストレッチの代わりになることがあります。筋トレのストレッチ効果について複数の研究をまとめて検証した報告では、**筋トレは柔軟性を上げ、とくにダンベルを使ったフリーウェイトトレーニングやマシントレーニング、ケーブルトレーニングの場合にその効果がより顕著であったとされています**[5]。ですので、わざわざストレッチだけをするのではなく、他の運動をストレッチの代わりにして柔軟性を高めるというのもよい方法です。ただ、先述の研究では自重トレーニングではその効果があまり見られないので、その点は注意が必要です。

　また、最近の研究ではストレッチが柔軟性を高めるだけでなく、筋力を上げる効果についても報告されており、その研究の中ではご高齢の人、何度も実施をする人、ストレッチの時間が長い人ほどその効果が高かったと報告されています[6]。

　私のくろまめチャンネルでもストレッチの動画(https://www.youtube.com/watch?v=om87C8Gzi_I)を作成していますので、ストレッチとして実施する際にはご参照ください。

参考文献
[1] 公益社団法人長寿科学振興財団 健康長寿ネット ストレッチングの目的・効果・種類
https://www.tyojyu.or.jp/net/kenkou-tyoju/shintai-training/stretching.html
[2] 厚生労働省　メッツ表
https://e-kennet.mhlw.go.jp/wp/wp-content/themes/targis_mhlw/pdf/mets.pdf
[3] MAYO CLINIC Healthy Lifestyle
https://www.mayoclinic.org/healthy-lifestyle/fitness/in-depth/stretching/art-20047931
[4] ACSM Guideline Stretching and Flexibility Guidelines Update
https://www.acsm.org/all-blog-posts/certification-blog/acsm-certified-blog/2021/03/18/stretching-and-flexibility-guidelines-update
[5] Alizadeh S, et al. Resistance Training Induces Improvements in Range of Motion: A Systematic Review and Meta-Analysis. Sports Med. 2023 Mar;53(3):707-722.
https://pubmed.ncbi.nlm.nih.gov/36622555/
[6] Arntz F, et al. Chronic Effects of Static Stretching Exercises on Muscle Strength and Power in Healthy Individuals Across the Lifespan: A Systematic Review with Multi-level Meta-analysis. Sports Med. 2023 Mar;53(3):723-745.
https://pubmed.ncbi.nlm.nih.gov/36719536/

◀ストレッチ動画

Chapter 3

骨折をしないために！
バランストレーニング！

最近、躓く回数が増えたなぁ

 私も実は、最近躓きがち

どうしたら、
転ばない体になるのかな？

　元気に年をとるためにどうしたらよいのかというお話を続けてきたわけですが、実際、介護を受ける人がどのようなことが原因で介護を受けるに至ったのかという調査が定期的に行われているのですが、最新の2022年の調査❶によるとその原因は「認知症：16.6％」「脳血管疾患：16.1％」「骨折・転倒：13.9％」となっております。この3つ目の「骨折・転倒」の予防は非常に重要です。

　「転倒」というのは意図せずに地面など低い位置に倒れることですが、年とともにこの転倒は増えます。海外のデータ❷ですが、65歳以上の成人のうち27.5％が過去1年に少なくとも転倒があり、10.2％が転倒によってケガが起きており、**85歳以上では転倒の割合が33.8％、転倒によるケガの割合が13.9％と増加しています。**また、**1度転倒したことがある人の約60％がその後転倒しやすいこともわかっており、油断はできません**❸。

　そして何より重要なのは**高齢者の「転倒」は多くが重症につながる**からです。70歳以上の女性を2年間追跡した研究❹では転倒をした人の41％が軽傷を負い、6％が重症を負っています。この重症というのは骨折、頭部外傷などで、別の研究❺では高齢者の転倒の約5％は入院に繋がるとされています。しかし、それだけではありません。転倒

に関係したケガは、その後の身体能力の低下や老人ホームなどの高齢者施設に入らなくてはならなくなること、要介護状態などの可能性を上げることになります[6]。**とくに大腿骨頸部と呼ばれる足の付け根の骨の骨折はさらにそういったことを起こしやすく、また骨折によって確実に身体機能は低下し、それは多くの場合元通りにはなりません。**そして、1度転倒するとまたもう1度転倒するのではないかという恐怖が起きます。それによって体を動かす量が減ってしまう人が多く、さらに身体機能が大きく落ちてしまいます[7]。そして何よりこういった**大腿骨頸部骨折はその後の死亡リスクをあげます**ので、直接その人の生命に繋がる大きな問題です[8]。

　やはり、とにかく転倒をしないようにする、ということが重要です。それを予防するためにはまずどのような人が転倒をしやすいのかについて知る必要があります。

　ひとつは**姿勢制御**の問題です。年齢とともにバランス能力が落ちることが知られています。体の傾きを感知する場所は人体の中で前庭系と呼ばれ耳の中にあるのですが、それらは体が傾いていることを正確に大脳に伝えています。それが年をとって衰えることで姿勢を保つことができなくなります。また、筋力の低下です。年齢とともに筋肉が

減っていくのですが、それによって姿勢を維持したり、バランスを崩した時にその場に踏みとどまったりすることが難しくなります。

　この姿勢制御の問題を解決する手段として、**転倒予防と管理に関する世界のガイドラインでは転倒予防のための運動プログラムを、強度を上げながら週3回以上行うべきとされています**9。この運動プログラムは具体的に決まったものがあるのではありませんが、バランスが難しいような動作(例えば片足立ちなど)が含まれる必要がありますし、太極拳やヨガもよいと言われています。また、もちろん筋トレも重要で、筋力をつけることで転倒の予防になりますので、筋トレとバランス体操が転倒予防には重要であるということになります。ただ、運動はやめてしまうと効果が落ちてしまうので継続が重要です。少しずつでも継続していきましょう。

　他にも重要な問題として、**高齢者の転倒には薬剤も関係しています。**例えば、眠剤など神経に影響がある薬剤、血圧を下げる薬の中に転倒を起こしやすい薬剤もありますので、不必要な薬剤がないか定期的に主治医の先生と相談しましょう9。

また、それだけでなく、多量の飲酒も転倒と関係しており、こちらの研究では[10]、飲酒に問題のある男性はそうでない男性よりも約1.6倍転倒するリスクが高いと報告されています。たくさんお酒を飲んでいる人はアルコールを減らすのも重要ですね。

　転倒した人の多くは起き上がれず、誰にも気づかれずに倒れたままいることが知られています。Apple watch®などのウエアラブルデバイスは転倒した時にそれを他の家族に伝えることで気づけることができます[11]。こういったデバイスは若い人だけでなく高齢者の安全にも貢献していますので今後もチェックしていきましょう。

　まず、家の中の環境を整備して、転倒しやすい物を減らしたり、手すりなどつかまれるところを増やしたりするなども重要です。先ほどの転倒予防と管理に関する世界のガイドラインでも過去1年間に転倒歴があり、日常生活の活動に障害がある、または転倒により最近入院した高齢者、及び重度の視覚障害のある高齢者では住宅の評価を行うべきとされています。こういったさまざまな環境を整えながら、バランス体操や筋トレを行うことでできるだけ転倒の予防をしていきましょう。

参考文献

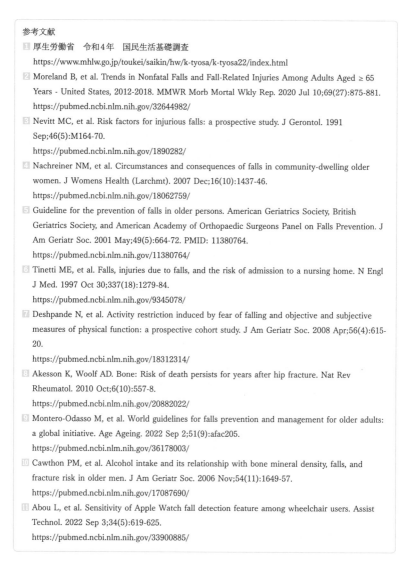

[1] 厚生労働省　令和4年　国民生活基礎調査

https://www.mhlw.go.jp/toukei/saikin/hw/k-tyosa/k-tyosa22/index.html

[2] Moreland B, et al. Trends in Nonfatal Falls and Fall-Related Injuries Among Adults Aged ≥ 65 Years - United States, 2012-2018. MMWR Morb Mortal Wkly Rep. 2020 Jul 10;69(27):875-881.

https://pubmed.ncbi.nlm.nih.gov/32644982/

[3] Nevitt MC, et al. Risk factors for injurious falls: a prospective study. J Gerontol. 1991 Sep;46(5):M164-70.

https://pubmed.ncbi.nlm.nih.gov/1890282/

[4] Nachreiner NM, et al. Circumstances and consequences of falls in community-dwelling older women. J Womens Health (Larchmt). 2007 Dec;16(10):1437-46.

https://pubmed.ncbi.nlm.nih.gov/18062759/

[5] Guideline for the prevention of falls in older persons. American Geriatrics Society, British Geriatrics Society, and American Academy of Orthopaedic Surgeons Panel on Falls Prevention. J Am Geriatr Soc. 2001 May;49(5):664-72. PMID: 11380764.

https://pubmed.ncbi.nlm.nih.gov/11380764/

[6] Tinetti ME, et al. Falls, injuries due to falls, and the risk of admission to a nursing home. N Engl J Med. 1997 Oct 30;337(18):1279-84.

https://pubmed.ncbi.nlm.nih.gov/9345078/

[7] Deshpande N, et al. Activity restriction induced by fear of falling and objective and subjective measures of physical function: a prospective cohort study. J Am Geriatr Soc. 2008 Apr;56(4):615-20.

https://pubmed.ncbi.nlm.nih.gov/18312314/

[8] Akesson K, Woolf AD. Bone: Risk of death persists for years after hip fracture. Nat Rev Rheumatol. 2010 Oct;6(10):557-8.

https://pubmed.ncbi.nlm.nih.gov/20882022/

[9] Montero-Odasso M, et al. World guidelines for falls prevention and management for older adults: a global initiative. Age Ageing. 2022 Sep 2;51(9):afac205.

https://pubmed.ncbi.nlm.nih.gov/36178003/

[10] Cawthon PM, et al. Alcohol intake and its relationship with bone mineral density, falls, and fracture risk in older men. J Am Geriatr Soc. 2006 Nov;54(11):1649-57.

https://pubmed.ncbi.nlm.nih.gov/17087690/

[11] Abou L, et al. Sensitivity of Apple Watch fall detection feature among wheelchair users. Assist Technol. 2022 Sep 3;34(5):619-625.

https://pubmed.ncbi.nlm.nih.gov/33900885/

座っている時間を減らそう

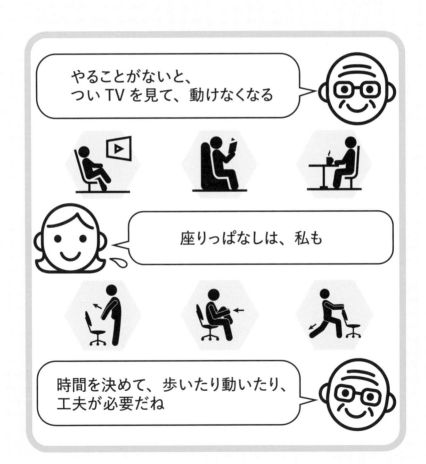

やることがないと、
つい TV を見て、動けなくなる

座りっぱなしは、私も

時間を決めて、歩いたり動いたり、
工夫が必要だね

　皆さんは自分がどれくらい座っているか把握しています
か？　**実は座っている時間が健康に悪いということがかな
りはっきりしているのです。**

　座っている時間の長さによる健康への悪影響が初めて注
目されたのは、1953年にイギリスで行われた研究**1**です。
当時のロンドンのバスは有名な2階建てバスで、運転手は
ずっと座ったまま、車掌は1階と2階を行き来していまし
た。そんな中、交通局で働くバスの車掌と運転手の心臓や
血管の病気の頻度を調べたところ、**バスの車掌は運転手よ
りも心臓や血管に関する病気が少ないことがわかりました。**
同様に郵便局で郵便配達員と電話交換手について調べたと
ころ、**郵便配達員は電話交換手や事務員等よりも心臓や血
管に関する病気が少ないという結果でした。**これらの事実
から「仕事中に座っている時間が長い職業だと健康に悪い
のではないか」と推察され、その後さまざまな研究が行わ
れました。

　そして現在では、**大人が長時間座っていると、心臓や血
管の病気だけでなく、がんや2型糖尿病のリスクを高める
ことがわかっています。さらに、死亡率も上昇してしまう
のです2。**

また**「座りすぎによる健康への悪影響」は「運動による健康へのよい影響」で打ち消しきれないこともわかっています。**つまり、普段から運動している人でも、やはり座っている時間を減らすことは重要なのです**3**。

　座っている時間については非常に重要な問題です。実は世界20カ国の約5万人を対象とした、座っている時間について問診票で聞きとりをした研究**4**によると、平日に日本人が座っている時間は中央値で7時間と、サウジアラビアと並んで同率トップでした。この論文では「日本は最も座っている時間が長い国」として評価されています。逆に言えば座っている時間を短くすることで、健康に寄与できる伸びしろが一番ある国民とも言えます。

　では、実際座っている時間をどれくらいにしたらよいかというと、これが残念ながらはっきりしていません。2019年に行われた研究**5**では座っている時間が短ければ短いほど死亡のリスクが減っていました。そのため、具体的な時間の目標はなく、**座っている時間はできるだけ減らすのがよいと言われています。**

　また、座っている時間を減らすことがどうしても難しい人は座っている状態を「中断する」のがよいとされていま

す。例えば2時間ずっと座っているより、1時間×2回離席する方がよいということです。例えば心筋梗塞や脳卒中になったことがない女性5638人の座っている状態のパターンの違いによって、心血管病の起こりやすさに違いがあるのかを調べた研究6では、座っている時間が長いことと連続して座っている時間が長いことが心血管病のリスクが高いことと関連していたと報告されています。ただ、この座っている時間を中断することの意義については複数の論文の中での見解が一致しているわけではなく、WHOやアメリカのガイドラインでも言及はなく、カナダのガイドライン7では「根拠は乏しいが強く推奨する」となっております。これからの研究に期待です。

　座っている時間に関しては、人によって違いますが、多くの人にとってはテレビの視聴時間とほとんど同じ人が多いため、「スクリーンタイム」と呼ばれています。**テレビを見る時間が長い人は座っている時間が長いとも考えられますので、できるだけ減らすか、せめてCMの時間は立つなどが重要です。**まずは、自分の座っている時間を振り返って数えてみましょう。あなたは何時間でしたか？

参考文献

[1] Paffenbarger RS Jr, et al. A history of physical activity, cardiovascular health and longevity: the scientific contributions of Jeremy N Morris, DSc, DPH, FRCP. Int J Epidemiol. 2001 Oct;30(5):1184-92.
https://pubmed.ncbi.nlm.nih.gov/11689543/

[2] WHO 身体活動・座位行動ガイドライン
https://apps.who.int/iris/bitstream/handle/10665/337001/9789240014886-jpn.
pdf?sequence=151&isAllowed=y

[3] GOV.UK 2019. UK Chief Medical Officers' Physical Activity Guidelines. viewed 9 March 2022.
https://assets.publishing.service.gov.uk/government/uploads/system/uploads/attachment_data/
file/832868/uk-chief-medical-officers-physical-activity-guidelines.pdf

[4] Bauman A, et al. The descriptive epidemiology of sitting. A 20-country comparison using the International Physical Activity Questionnaire (IPAQ). Am J Prev Med. 2011 Aug;41(2):228-35.
https://pubmed.ncbi.nlm.nih.gov/21767731/

[5] Ekelund U, et al. Dose-response associations between accelerometry measured physical activity and sedentary time and all cause mortality: systematic review and harmonised meta-analysis. BMJ. 2019 Aug 21;366:l4570.
https://pubmed.ncbi.nlm.nih.gov/31434697/

[6] Bellettiere J, et al. Sedentary behavior and cardiovascular disease in older women: The Objective Physical Activity and Cardiovascular Health (OPACH) Study. Circulation. 2019 Feb 19;139(8):1036-1046.
https://pubmed.ncbi.nlm.nih.gov/31031411/

[7] Ross R, et al. Canadian 24-Hour Movement Guidelines for Adults aged 18-64 years and Adults aged 65 years or older: an integration of physical activity, sedentary behaviour, and sleep. Appl Physiol Nutr Metab. 2020 Oct;45(10 (Suppl. 2)):S57-S102.
https://pubmed.ncbi.nlm.nih.gov/33054332/

歩数と健康。
1日1万歩は本当？

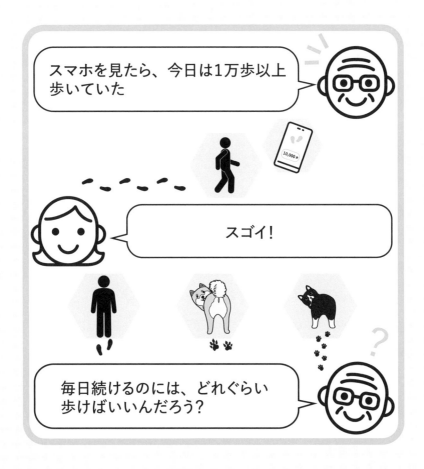

運動を始めるに当たって、何をするかと考えた時に多くの人が選択するのはウォーキングです。実際、スポーツ庁が令和4年度で調査した「この1年間に行った運動・スポーツの種目」はウォーキングが最も多くアンケートを受けた人の62.0%でした[1]。ただ、実際ウォーキングをしよう！　なると、「どれくらい歩いたらよいんだろう？」と思われるのではないでしょうか？

　そして、よくあるのが、「1日1万歩歩かないといけないのかな？」という疑問です。ここではそれについて掘り下げていきます。

　まず、「1日1万歩」という話が初めて出てきたのは、2000年に厚生労働省がこれからの少子・高齢社会を健康で活力あるものにするため、生活習慣病などを予防し、壮年期死亡の減少、健康寿命の延伸等を目標として実施している国民健康づくり運動「健康日本21」の中です[2]。身体活動量と死亡率などとの関連を見た疫学的研究[3]で週2000kcalの運動をしている人が、死亡率が低かったことから、週2000kcalつまり1日約300kcal、それに相当する運動が体重60kg、10分1000歩、歩行が3METsとして、300kcal/(60kg×3METs×10分/60分×1/1000歩)で1日に必要な歩数が1万歩と計算されています[2]。この海外の研究というのが1986年の研究であるということとそもそ

も歩数と死亡率について直接評価した研究ではありません
し、いろいろな背景をもとに計算して推定していますので、
当然今の時代から考えると不正確です。

　さて、この健康日本21は定期的に修正が行われ、2023
年に発表された健康日本21(第三次)推進のための説明資
料**4**では、**20〜64歳では8000歩/日、65歳以上では
6000歩/日を目標値とするとされています。**「1日1万
歩」の時代から歩数と死亡率について評価された研究が複
数発表されています。例えば3万人以上の成人を対象とし
た17件の前向き研究をまとめた報告**5**では毎日1000 歩増
えるごとに死亡率が6〜36%減るとされています。ただ、
もちろん歩く量が増え続ければ死なない体になるわけでは
なく、1万歩以上ではこの効果はなくなっています。また、
別の約5万人を含めて15件の研究をまとめた研究**6**でも歩
数の増加とともに死亡率が下がったわけですが、その上限
は存在し、**60歳以上の成人で1日あたり6000〜8000
歩まで、60歳未満の成人では1日あたり8000〜1万歩
まで**でそれ以上ではその効果は横ばいとなりました。この
ように「1日1万歩」というよりは少ないところに効果の
上限があって、それ以降は死亡率が下がるというメリット
はあまりないのかもしれません。ただし、注意していただ
きたいのは健康上のメリットがないわけではなく、歩けば

歩くほど消費エネルギーは増えますし、血糖値が高い人は血糖値が下がりますし、体力もつきますし、「意味がない」ということではありません。

　また、この目標値の歩数を達成しないと意味がないというわけではありません。むしろこの目標値は最終的な目標値であると考えてください。まず大切なことは自分の歩数を把握することです。歩数計、携帯電話、スマートフォンなどで簡単に把握できますし、自分がどれくらいの歩数を歩いているかを確認してください。最近の携帯電話やスマートフォンでは標準的にその機能があるものが多いです。その上で、最初は現状より1000〜2000歩増やすことを目標にするのがよいです。厚生労働省が2013年に作成した「健康づくりのための身体活動基準2013・アクティブガイド[7]」でもまず1日10分身体活動を増やすことを目標としています。最初から高い目標を基準にするとケガのリスクも高まりますし、ケガをするとやる気も削がれやすいです。ですので、最初は普段より1000歩増やすことを目標として進めていきましょう。

参考文献

[1] スポーツ庁　令和 4 年度「スポーツの実施状況等に関する世論調査」　https://www.mext.go.jp/sports/b_menu/toukei/chousa04/sports/1415963_00008.htm

[2] 厚生労働省　健康日本 21 身体活動・運動
https://www.mhlw.go.jp/www1/topics/kenko21_11/b2.html

[3] Paffenbarger RS Jr, et al. Physical activity, all-cause mortality, and longevity of college alumni. N Engl J Med. 1986 Mar 6;314(10):605-13.
https://pubmed.ncbi.nlm.nih.gov/3945246/

[4] 厚生労働省　健康日本 21(第三次) 推進のための説明資料
https://www.mhlw.go.jp/content/001158870.pdf

[5] Hall KS, et al. Systematic review of the prospective association of daily step counts with risk of mortality, cardiovascular disease, and dysglycemia. Int J Behav Nutr Phys Act. 2020 Jun 20;17(1):78.
https://pubmed.ncbi.nlm.nih.gov/32563261/

[6] Paluch AE, et al. Steps for Health Collaborative. Daily steps and all-cause mortality: a meta-analysis of 15 international cohorts. Lancet Public Health. 2022 Mar;7(3):e219-e228.
https://pubmed.ncbi.nlm.nih.gov/35247352/

[7] 厚生労働省 健康づくりのための身体活動基準・アクティブガイド
https://www.mhlw.go.jp/stf/houdou/2r9852000002xple-att/2r9852000002xpr1.pdf

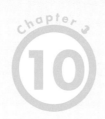
たまには息を切らせた 運動も

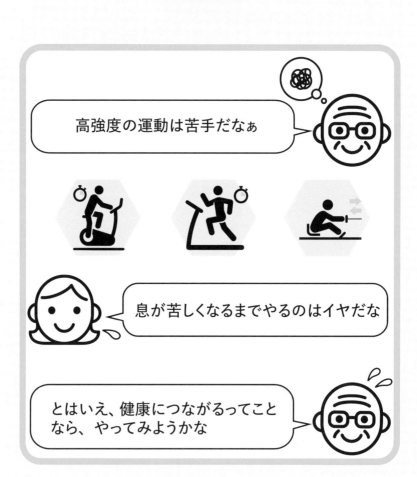

高強度の運動は苦手だなぁ

息が苦しくなるまでやるのはイヤだな

とはいえ、健康につながるってこと
なら、やってみようかな

　さて、これまで筋トレ、座位時間を減らす、歩く、といった運動の話をしてきましたが、最後に運動のイメージとして比較的強いものとしてランニングやジョギングなどの有酸素運動についてお話しします。

　有酸素運動というのは名前の通り、酸素を取り込んで行う運動のことで先述したランニングやジョギングに加えてサイクリング、水泳など比較的長時間連続して全身を動かす運動です。こういった有酸素運動はとくに、今までお話ししてきた運動と比べて体脂肪の燃焼・呼吸循環器系の機能の向上が期待されます[1]。そのため、太っている人のダイエットや体力をつけるのにはとてもよいですし、心血管病、がん、２型糖尿病、うつ症状などを減らす多くの利点をもっています[2]。そして、有酸素運動はWHOの身体活動・座位行動ガイドライン[2]では、「健康効果を得るためには、1週間を通して、中強度の有酸素性の身体活動を少なくとも150〜300分、高強度の有酸素性の身体活動を少なくとも75〜150分、または中等度と高強度の身体活動の組み合わせによる同等の量を行うべきである」と記載があります。筋トレと比べますとかなり具体的ではあるのですが、かなり大変な内容なのではないかと思います。

　とくにジョギングやマラソンについては膝や太ももの痛

み、アキレス腱の断裂、足の骨の疲労骨折などを引き起こしやすく、研究によってバラツキはあるのですが、19.4〜79.3％と報告されています[3]。サイクリングやスイミングではこれらのリスクはほとんどありませんが、サイクリングは屋外で行う場合熱中症などの問題や交通事故もありますし、スイミングは場所や水泳技術の問題もあります。自分にとってやりやすいものを選ぶのは重要です。

　有酸素運動の強度は重要です。負荷が少なすぎるとあまり効果がありませんし、強すぎると長い時間続けることができません。この有酸素運動の強度の基準には客観的な指標と自覚的な指標があります。客観的な基準にはいろいろあるのですが、脈拍を評価する方法はApple Watch®や最近のウォーキングマシンやランニングマシンにも脈拍を測定できるものがたくさんありますので、それらを使うことで可能です。ただ、現実的には全ての有酸素運動でできるものではありませんので、自覚的な指標を用いることが多いです。**健康の維持向上の運動強度としてはおしゃべりをしながら運動ができ、汗ばむ程度がよいとされています[4]**。

　有酸素運動がなかなかできない問題は、長時間実施できる人はそもそも長時間できるだけの体力がある人だということです。つまり、日常から運動を実施しないと有酸素運

動を目標の量まで実施することがかなり難しいとうことで
す。そういったことから、とくに体力の落ちたご高齢の人
にとって有酸素運動があまり優先的には選択しにくいのか
もしれません。ただ、この運動に関しても目標まで実施し
ないと意味がないということではありません。例えば、中
国で行われた研究 5 で40〜80歳の計8万8140人の休みの
日の身体活動と死亡率リスクを評価した結果、**全く運動を
しない人に比べて週10〜59分運動をした人は18%も死
亡リスクが低いことがわかりました。**たった週10分で約
２割も死亡リスクが減るというのは非常に大きいです。ま
た、「9.歩数と健康。1日1万歩は本当？」でお話しした、
歩くということについても歩く歩数に加えて歩く速さを増
やすことで、さらに死亡率、がんの発症、心血管病の発症
のリスクが減るということがイギリスで行われた7万8500
人を中央値で7年間追跡した研究で明らかになっています
6 。

　このように有酸素運動は非常に有効で重要であり、**長時
間をするのが難しい人は少しの時間でも効果があり、場所
や器具などが難しい人は歩くスピードを早くするといった
対応も有効です。**ぜひ、がんばっていきましょう。

参考文献

1 健康長寿ネット　トレーニング：有酸素運動とは
https://www.tyojyu.or.jp/net/kenkou-tyoju/shintai-training/yusanso-undou.html

2 WHO 身体活動・座位行動ガイドライン
https://apps.who.int/iris/bitstream/handle/10665/337001/9789240014886-jpn.
pdf?sequence=151&isAllowed=y

3 van Gent RN, et al. Incidence and determinants of lower extremity running injuries in long
distance runners: a systematic review. Br J Sports Med. 2007 Aug;41(8):469-80; discussion 480.
https://pubmed.ncbi.nlm.nih.gov/17473005/

4 健康長寿ネット　運動強度とは
https://www.tyojyu.or.jp/net/kenkou-tyoju/shintai-training/undou-kyoudo.html

5 Zhao M, et al. Beneficial associations of low and large doses of leisure time physical activity with
all-cause, cardiovascular disease and cancer mortality: a national cohort study of 88,140 US adults.
Br J Sports Med. 2019 Nov;53(22):1405-1411.
https://pubmed.ncbi.nlm.nih.gov/30890520/

6 Del Pozo Cruz B, et al. Prospective Associations of Daily Step Counts and Intensity With Cancer
and Cardiovascular Disease Incidence and Mortality and All-Cause Mortality. JAMA Intern Med.
2022 Nov 1;182(11):1139-1148.
https://pubmed.ncbi.nlm.nih.gov/36094529/

科学的に証明された、よいリラクゼーションと予防医学

適切な睡眠とは？

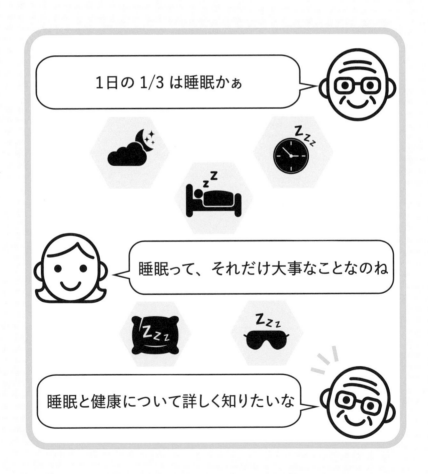

「眠る」ということは人間を含めたすべての動物に必要な脳と身体を休める行為です。動物によってその時間は異なりますが、人間は約1/3の時間を睡眠に費やします。そして、その睡眠が不足した場合にはパフォーマンスの低下、事故や死亡のリスクの増加、心理的および身体的健康の悪影響があることは誰しもが感じることです。

　寝ている間はずっと一定に寝ているというわけではありません。その間にも脳の活動は大きく変化します。寝ている間は大きく分けてレム睡眠とノンレム睡眠があります。レム睡眠のレムはRapid Eye Movementの頭文字をとったもので寝ている時に眼球が素早く動くことから名づけられています。このレム睡眠の間は脳の活動が活発で全身の筋肉は弛緩しており、ノンレム睡眠の間は逆に脳の活動が低下しております。眠る時にはこのノンレム睡眠から始まります。このノンレム睡眠はそのうちステージN1、N2、N3と分けられており [1]、それらを経てレム睡眠となります。夢を見ているのはレム睡眠の間と言われており [2]、睡眠時間全体の4分の1未満ですが、記憶の定着などに重要な役割を担っているだろうと言われています [3]。

　さて、この睡眠には持続時間(量)と深さ(質)の２つの側面があり、どちらも重要です。適切な睡眠時間と適切な

睡眠の深さがなければ日中の注意力や機能が落ちてしまいます。睡眠時間が長くても睡眠の深さが悪ければ適切な睡眠とは言えません。良質な睡眠とはどのようなものでしょうか。それには2つの軸が重要です。

　ひとつは睡眠時間です。適切な睡眠時間は年齢によって変わりますが、成人以降はほとんど大きな変化がありません。アメリカ疾病予防管理センターの推奨する睡眠時間を以下に示します４。

年齢層		1日あたりの推奨睡眠時間
新生児	0〜3カ月	14〜17時間（National Sleep Foundation） 推奨なし（Amerian Academy of Sleep Medicine）
幼児	4〜12カ月	24時間あたり12〜16時間（昼寝を含む）
幼児	1〜2年	24時間あたり11〜14時間（昼寝を含む）
未就学	3〜5年	24時間あたり10〜13時間（昼寝を含む）
学齢期	6〜12歳	24時間あたり9〜12時間
ティーン	13〜18歳	24時間あたり8〜10時間
	18〜60歳	1泊7時間以上
アダルト	61〜64歳	7〜9時間
	65歳以上	7〜8時間

出所：アメリカ疾病予防管理センター

　もうひとつは睡眠の質です。十分な時間眠っていても睡眠不足を自覚する場合は睡眠の質の低下が原因です５。この睡眠の質とはどういうことかというと、夜間にどれぐらい目覚めるかは先述したレム睡眠、ノンレム睡眠の割合な

3DSSチェックシート

下記の質問に対して、最近1ヶ月以内について最も当てはまるものを選択してください。
特別な場合を考えず、平均的な日常について答えてください。当てはまる番号に○をつけてください。

	とても当てはまる	やや当てはまる	あまり当てはまらない	全く当てはまらない	位相	質	量
1. 平日の睡眠時間は6時間未満である	0	1	2	3			
2. 本当はもっと寝たいが、思うように睡眠がとれてない	0	1	2	3			
3. 平日・休日に関わらず、就寝時間はほとんど変わらない	3	2	1	0			
4. 平日・休日に関わらず、起床時間はほとんど変わらない	3	2	1	0			
5. 朝食は毎日きちんとした食事を摂っている	3	2	1	0			
6. 寝る態勢に入ってから30分以上寝つけない	0	1	2	3			
7. 夜中に2回以上目が覚める	0	1	2	3			
8. 起床する予定の時刻より2時間以上早く目覚めて、その後寝つけない	0	1	2	3			
9. 深く眠れた感じがしない	0	1	2	3			
10. 眠れないことに不安を感じる	0	1	2	3			
11. 目覚めた直後に強い眠気や疲労感が残っている	0	1	2	3			
12. 昼時だけでなく、午前中や夕方に眠気を感じる	0	1	2	3			
13. 居眠りやうたた寝をする	0	1	2	3			
14.「朝型」と「夜型」でいうと、自分は「朝型」である	3	2	1	0			
15. 平日の起床時間は、 [3]→午前6時頃もしくは午前6時よりも早い [2]→午前6時30分頃　[1]→午前7時頃 [0]→午前7時よりも遅い	3	2	1	0			

位相
15
10
5

○をつけた数字をそのまま合計してください。→　合計点

量 15 ----- 5 ----- 5 ----- 10 質
10 15

	警戒		注意			良								
位相	0	1	2	3	4	5	6	7	8	9	10	11	12	13 14 15
質	0	1	2	3	4	5	6	7	8	9	10	11	12	13 14 15
量	0	1	2	3	4	5	6	7	8	9	10	11	12	13 14 15

▲合計点に○をつけてください。

位相

日頃の睡眠習慣のリズム（規則正しさ）や、朝型・夜型の度合いをみるものです。不規則な睡眠や夜型の生活は様々なホルモンのバランスを崩し、身体やこころの不調に繋がります。
得点が高い
睡眠のリズムが安定しており、朝型の生活ができている。
得点が低い
睡眠のリズムが乱れており、夜型の生活になっている。

質

良質な睡眠がとれているかをみるものです。睡眠の質の低下はうつ病と強く関連しています。また、睡眠時無呼吸症候群など様々な病気のサインとして現れることもあります。
得点が高い
質の良い睡眠が確保されており、睡眠の満足度も高い。
得点が低い
睡眠の質が低下しており、睡眠の満足度も低い。

量

自分に合った十分な量の睡眠が確保できているかをみるものです。睡眠が不足すると健康問題だけでなく強い眠気による集中力の低下や、感情のコントロール不良を招きます。
得点が高い
十分な睡眠量が確保されており、日中の活動が効率よくできている。
得点が低い
睡眠が不足しており、日中の活動に支障をきたしている。

出所：©2014 松本悠貴（産衛誌）

どで決まります。とくに睡眠時間の中断に関しては重要です。古い研究[6]ですが、実験的に1時間あたり60回睡眠を中断させた場合、40〜64時間の睡眠不足に相当する日中のパフォーマンスの低下があったとされています。

　これらの睡眠の量や質に関しては3次元型睡眠尺度(3DSS)チェックシートで確認することができます[7]。これは日勤労働者を対象としたチェックシートですので、簡易的な確認にはよいと思われます。

参考文献

[1] Troester MM, Quan SF, Berry RB, et al. The AASM Manual for the Scoring of Sleep and Associated Events: Rules, Terminology and Technical Specifications, Version 3. American Academy of Sleep Medicine, 2023.

[2] ASERINSKY E, KLEITMAN N. Regularly occurring periods of eye motility, and concomitant phenomena, during sleep. Science. 1953 Sep 4;118(3062):273-4.
https://pubmed.ncbi.nlm.nih.gov/13089671/

[3] Tononi G, Cirelli C. Perchance to prune. During sleep, the brain weakens the connections among nerve cells, apparently conserving energy and, paradoxically, aiding memory. Sci Am. 2013 Aug;309(2):34-9.
https://pubmed.ncbi.nlm.nih.gov/23923204/

[4] CDC Basics About Sleep How Much Sleep Do I Need?
https://www.cdc.gov/sleep/about_sleep/how_much_sleep.html

[5] Martin SE, et al. The effect of sleep fragmentation on daytime function. Am J Respir Crit Care Med. 1996 Apr;153(4 Pt 1):1328-32.
https://pubmed.ncbi.nlm.nih.gov/8616562/

[6] Bonnet MH. Effect of sleep disruption on sleep, performance, and mood. Sleep. 1985;8(1):11-9.
https://pubmed.ncbi.nlm.nih.gov/3992104/

[7] 松本悠貴ら 睡眠の位相・質・量を測る3次元型睡眠尺度（3 Dimensional Sleep Scale; 3DSS）—日勤者版—の信頼性・妥当性の検討　産業衛生学雑誌　2014年56巻5号 p. 128-140

年をとると
自然と睡眠が変わる

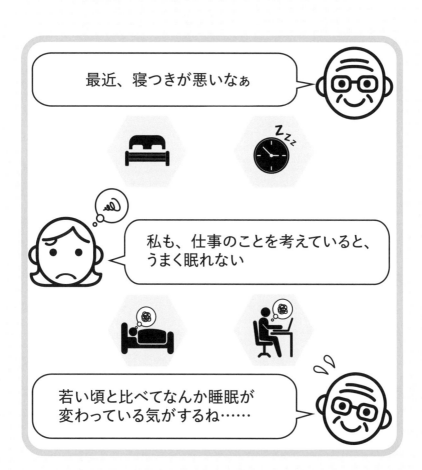

最近、寝つきが悪いなぁ

私も、仕事のことを考えていると、うまく眠れない

若い頃と比べてなんか睡眠が変わっている気がするね……

年をとると体にいろいろな変化が起こります。もちろん、睡眠についても変化が起きます。ここでは年齢とともに睡眠がどのように変化するのかについてお話しします。

　先ほどの「1.適切な睡眠とは？」で睡眠には量と質という2つの軸があるというお話をしました。この量についてアメリカ疾病予防管理センターの推奨する睡眠時間[1]を見る限り、大きくは変わりありません。年齢とともに変化するのは主に睡眠の質なのです。

　まず、高齢者は若い人に比べて、早い時間に眠たくなり早い時間に起きる、つまり早寝早起きになります[2]。これは体内時計が朝型にシフトすることが原因ではないかと言われています[3]。また、睡眠も浅くなります。深いノンレム睡眠とレム睡眠の時間が少なくなり、浅いノンレム睡眠の時間が増えます[4]。そのため、夜間覚醒といって夜間に起きてしまうことが多くなり、横になっている時間に対する睡眠時間の割合である睡眠効率が少なくなります。夜間の尿意などで起きやくなるのはそれが原因です。このような**夜間の睡眠の質の低下が日中の睡眠不足につながり、昼寝が増えます。**ご高齢の人が昼によく寝ていることはしばしば目にしますが、**加齢により夜間は寝つきが悪い一方、昼間は寝つきがよくなるのも原因のひとつです[5]。**

　さて、このように睡眠の質が悪くなってしまうことによって睡眠不足となってしまうため、睡眠時間はあまり変わらないものの、寝床にいる時間は増えています。令和元年国民健康・栄養調査 ❻ によると、年齢とともに睡眠時間は長くなる傾向を示しており、これはアンケートによって確認されたものですので、寝床にいる時間が長いことがわかります。横になっている時間が長い（＝動いていない時間が長い）ことはこれまでお話ししてきたようにサルコペニアや心血管病などに関係し、かえって不健康ですのでよくありません。

　また、**年とともに増えてくる病的な睡眠障害に閉塞性睡眠時無呼吸症候群と不眠症があります。**

　睡眠時無呼吸症候群とは寝ている間に無呼吸と低呼吸を特徴とする病気です。これには閉塞性睡眠時無呼吸症候群といって空気の通り道がふさがってしまうことで無呼吸と低呼吸が起きるものと中枢性睡眠時無呼吸症候群といって空気の通り道が塞がっていないのに、無呼吸と低呼吸が起きるものがあります。過去の報告ではこの睡眠時無呼吸症候群は 60 歳以上で 1.7 倍になると言われています ❼。この睡眠時無呼吸症候群では寝ている間に呼吸が止まってしまうため脳に酸素が届かなくなり、日中の眠気やいびき、朝の頭痛だけでなく、高血圧症、心血管病、脳血管障害、不

整脈や突然死とも関係があると言われています[8]。この睡眠時無呼吸症候群の検査は寝ている間に特殊な機械をつけるというもので、専門施設でないと実施できないことが多いため見逃されやすいですが、治療によって日常の生活の質や高齢者の場合は認知機能の改善が期待できる可能性が報告されている[9]ため、検査の重要性は高いです。日中の眠気が強い場合などはぜひ検査を受けていただきたいです。最近は郵送などで対応し、自宅でも実施が可能なところもあります。

　不眠症も問題となることが多いです。これにはさまざまなことが原因としてあげられます。例えば関節などの痛みで夜が眠れなくなったり、前立腺肥大によって頻尿となり尿意が増えたり、認知症・うつ病・不安などの精神疾患、友人や家族との別れなどの心理的な要因など、それぞれの理由によって対応法は異なります。原因を調べながら、場合によっては**睡眠導入剤を使う**こともありますが、最近の睡眠導入剤は今までの薬剤より安全な薬剤が増えていますので、ぜひ病院でご相談ください。

　他にもレストレッグス(むずむず脚)症候群、周期性四肢運動障害、レム睡眠行動障害など高齢者が起きやすい睡眠障害がありますので、**睡眠不足や日中の眠気で悩んでおられる人はぜひ病院を受診してください。**

参考文献

[1] CDC Basics About Sleep How Much Sleep Do I Need?
https://www.cdc.gov/sleep/about_sleep/how_much_sleep.html

[2] Haimov I, Lavie P. Circadian characteristics of sleep propensity function in healthy elderly: a comparison with young adults. Sleep. 1997 Apr;20(4):294-300.
https://pubmed.ncbi.nlm.nih.gov/9231956/

[3] e- ヘルスネット　高齢者の睡眠
https://www.e-healthnet.mhlw.go.jp/information/heart/k-02-004.html

[4] Ohayon MM, et al. Meta-analysis of quantitative sleep parameters from childhood to old age in healthy individuals: developing normative sleep values across the human lifespan. Sleep. 2004 Nov 1;27(7):1255-73.
https://pubmed.ncbi.nlm.nih.gov/15586779/

[5] Dijk DJ, et al. Age-related reduction in daytime sleep propensity and nocturnal slow wave sleep. Sleep. 2010 Feb;33(2):211-23.
https://pubmed.ncbi.nlm.nih.gov/20175405/

[6] 厚生労働省　令和元年国民健康・栄養調査
https://www.mhlw.go.jp/content/000711005.pdf

[7] Young T, et al. Predictors of sleep-disordered breathing in community-dwelling adults: the Sleep Heart Health Study. Arch Intern Med. 2002 Apr 22;162(8):893-900.
https://pubmed.ncbi.nlm.nih.gov/11966340/

[8] 日本循環器学会 2023 年　循環器領域における睡眠呼吸障害の診断・治療に関するガイドライン
https://www.j-circ.or.jp/cms/wp-content/uploads/2023/03/JCS2023_kasai.pdf

[9] Osorio RS, et al. Sleep-disordered breathing advances cognitive decline in the elderly. Neurology. 2015 May 12;84(19):1964-71.
https://pubmed.ncbi.nlm.nih.gov/25878183/

ちゃんと寝ないと
健康に悪い

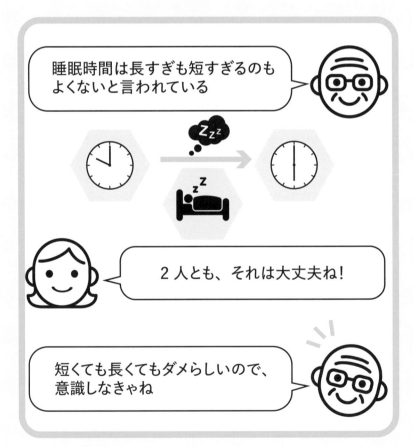

睡眠時間は長すぎも短すぎるのも
よくないと言われている

2人とも、それは大丈夫ね!

短くても長くてもダメらしいので、
意識しなきゃね

　睡眠不足は体に悪そうだというのは昼間のパフォーマンスが落ちて体がだるくなることから多くの人に納得していただけるかと思います。さて、どのように睡眠不足は健康に悪いのでしょうか？　具体的に、解説していきます。

　睡眠不足による不健康には急性効果と慢性効果があります。急性効果は睡眠不足だった翌日どうなるかというものですね。具体的にはいろいろあります。1つ目は認知障害■です。わかりやすく言うと判断力、注意力、警戒心の低下ですね。他にも知覚、記憶、実行能力などにも影響があります。また、睡眠不足はうつ病や不安に似たような症状が出る可能性があります■。そして私も睡眠不足の時に経験があるのですが、マイクロスリープといって起きている時に急に数秒間寝てしまう現象が起きやすくなります。もちろん運転中などの場合には非常に危険です。とくに車の運転中など身体を動かすことがあまりない時などに急に強い眠気を感じると重大な事故に繋がります。

　そして慢性効果についてです。現在多くの研究で、睡眠不足が積み重なった結果として、事故や死亡のリスクの増加、心理的および身体的健康への悪影響があることがわかってきています。中国で2017年に発表された研究■を紹介します。20〜80歳の成人で肥満ではなく糖尿病や高血圧症などのメタボリックシンドロームでない16万2121人を対象に、1996年から2014年まで睡眠時間とメ

タボリックシンドロームなどの病気の発症の関係について調査を行ったところ、6～8時間の睡眠時間と比較して、6時間未満の睡眠時間だと肥満のリスクが12%増加し、空腹時血糖値の上昇リスクが6%、高血圧のリスクが8%、HDLコレステロールの低下リスクが7%、高トリグリセリド血症のリスクが9%、メタボリックシンドロームのリスクが9%増加しました。また、8時間以上の睡眠時間は、高中性脂肪血症およびメタボリックシンドロームのリスクを減少させました。加えて、2019年に報告された研究4では英国の心血管病になったことがない46万1347人以上を中央値7年間追跡分析し、睡眠時間と心血管病の関係について調べられています。その結果、**毎晩6～9時間睡眠する人と比較して睡眠時間の短い人は1.2倍、心筋梗塞のリスクが高かったのです。**

　そして、睡眠不足は免疫とも関係しています。面白い研究があります5。153人の健康な人の14日間の睡眠時間と睡眠効率(ベッドにいる時間のうち寝ている時間の割合)を評価したあとにライノウィルスという風邪のウィルスを投与され、どのように風邪になるか観察されました。その結果、**睡眠時間が7時間未満の人は、8時間以上の人に比べて風邪を発症する可能性が2.94倍高かったのです。睡眠効率が92%未満の人は、98%以上の人に比べて風邪を発症する可能性が5.5倍高かったということです。**ちょっ

と人体実験に近い研究ではありますが、**睡眠不足だとウィ ルスに暴露された際に風邪を引きやすい**という重要な内容 だと思います。

　そういったこともあって睡眠不足は死亡リスクも上げる ことが報告されています。16の研究から138万2999人に ついてアンケートで得られた睡眠時間と死亡について評価 した報告[6]では睡眠時間が短いと死亡リスクが高くなると 関連していました。逆に寝すぎも死亡リスクの上昇と関係 していると言われていますが、今のところはっきりとはし ていません。適切な睡眠時間と睡眠の質が非常に重要だと 言われています。

参考文献

[1] Killgore WD. Effects of sleep deprivation on cognition. Prog Brain Res. 2010;185:105-29.
https://pubmed.ncbi.nlm.nih.gov/21075236/

[2] Pires GN, Bezerra AG, Tufik S, Andersen ML. Effects of acute sleep deprivation on state anxiety levels: a systematic review and meta-analysis. Sleep Med. 2016 Aug;24:109-118.
https://pubmed.ncbi.nlm.nih.gov/27810176/

[3] Deng HB, et al. Short Sleep Duration Increases Metabolic Impact in Healthy Adults: A Population-Based Cohort Study. Sleep. 2017 Oct 1;40(10).
https://pubmed.ncbi.nlm.nih.gov/28977563/

[4] Daghlas I, et al. Sleep Duration and Myocardial Infarction. J Am Coll Cardiol. 2019 Sep 10;74(10):1304-1314.
https://pubmed.ncbi.nlm.nih.gov/31488267/

[5] Cohen S, et al. Sleep habits and susceptibility to the common cold. Arch Intern Med. 2009 Jan 12;169(1):62-7.
https://pubmed.ncbi.nlm.nih.gov/19139325/

[6] Cappuccio FP, et al. Sleep duration and all-cause mortality: a systematic review and meta-analysis of prospective studies. Sleep. 2010 May;33(5):585-92.
https://pubmed.ncbi.nlm.nih.gov/20469800/

よい睡眠を得るために
大切なこと

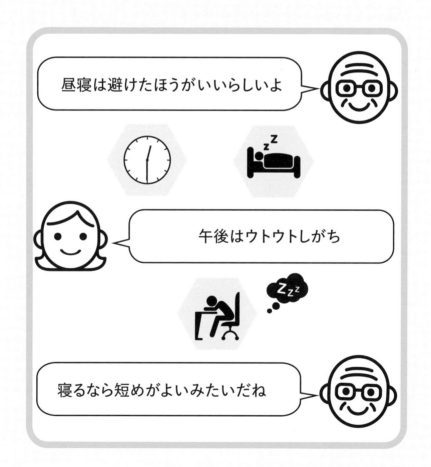

　さて、ここまでで睡眠の大切さについてお話ししてきました。ここでは睡眠不足をどのように改善させていくのかについてお話しします。

　まず、睡眠不足について認識することです。アメリカ睡眠学会[1]によると、睡眠不足症候群とは「日中に眠気を感じる」「睡眠時間が年齢に合わせた適切な睡眠時間より短い」「3カ月以上ほぼ毎日続く」「忙しくない朝の時には普段より睡眠時間が延びる」「睡眠時間を増やすと日中の眠気が改善する」「他の原因が考えられない」といった診断基準があります。中にはもともと睡眠時間が短い人もいて、そういう人は睡眠時間が短くても日中の眠気などを感じません。ただ、そういった人を除き、成人の睡眠時間としては7時間以上というのがひとつの目標となっています[2]。さて、こういった十分な睡眠時間が確保されていても日中の寝不足を感じる場合、睡眠の質の低下が存在すると考えます。

　睡眠の質の低下については先述のように病院でポリソムノグラフィーなど詳しい検査をしてもらうのが一番正確です。病院で評価してもらう場合、病的睡眠障害の可能性についても評価してもらえます。病的睡眠障害には先述した睡眠時無呼吸症候群の他にレストレッグス症候群や周期性

四肢運動障害などがあります。これらはそれぞれの病気に合わせた治療法がありますので、生活を変えただけでは改善しません。病院ではまずはこういった病気がないかについて確認できますので、病院で評価してもらうことについても重要であろうと考えます。ただ、**近年はウエアラブルデバイスでも簡易的に睡眠の質について評価が可能です。**かつてはポリソムノグラフィーよりは誤差が大きかったようですが、最近のものはポリソムノグラフィーと大きく変わらない評価ができると言われています[3]ので、睡眠の質を評価する上で簡易的に見るのにはよいと思われます。

さて、よい睡眠を行うのには睡眠環境を整えることが重要です[4]。まずは睡眠のスケジュールを守りましょう。休みの日でもそうじゃなくても同じ就寝時間、起床時間を守ることは重要です。また、寝る前の行動も重要です。就寝の2〜3時間前には薄暗い光にして、少なくとも1時間前にはパソコンやスマホなどの使用をやめておきましょう。これにはモニター画面などを見ることによって、睡眠に関係するメラトニンというホルモンが出にくくなることが関係していると言われています[5]。また、眠れない時に時計を見るのもやめましょう。時計を見ることで眼が覚めやすくなります。夜眠れなくて昼寝をしてしまうことがありますが、**できるだけ昼寝は避けましょう。**もし寝る場合

は20分ほどの短時間にしてとくに午後の昼寝は避けておきましょう。眠る場所も重要で、涼しくて静かな環境が望ましいです。自然光を浴びることも大切です。**1日30分は自然光を浴びることを意識しましょう。**飲み物にも注意が必要です。昼食後以降のカフェイン、夕方のタバコはどちらも睡眠障害と関係しています[6]。アルコールも眠る目的で飲まれる人がいます。実際寝つきがよくなると感じている人はいると思いますが、夜のアルコール摂取は起きている時間が長くなり、夜の後半の眠りが浅くなり、睡眠の質を低下させる可能性があると言われています[7]。ですので、眠るためにお酒を飲むというのはすすめられません。運動も重要です。定期的な運動は睡眠時間、寝つきやすさ、睡眠の質に効果的であることが報告されています[8]。ただ、就寝前は激しい運動をすると身体がリラックスできなくなるため、避けておきましょう。また、夜間にトイレで起きてしまう人は寝る前の水分摂取を控えましょう[9]。

　このような睡眠環境を整えた上で改善せず、先述した病的睡眠障害が認められない時は睡眠薬の使用が必要な場合があります。困っている場合はぜひ病院で相談しましょう。

参考文献

[1] American Academy of Sleep Medicine. International Classification of Sleep Disorders, 3rd ed, American Academy of Sleep Medicine
https://aasm.org/wp-content/uploads/2019/05/ICSD3-TOC.pdf

[2] CDC Basics About Sleep How Much Sleep Do I Need?
https://www.cdc.gov/sleep/about_sleep/how_much_sleep.html

[3] Chinoy ED, et al. Performance of seven consumer sleep-tracking devices compared with polysomnography. Sleep. 2021 May 14;44(5):zsaa291.
https://pubmed.ncbi.nlm.nih.gov/33378539/

[4] Sleep Foundation 20 Tips for How to Sleep Better
https://www.sleepfoundation.org/sleep-hygiene/healthy-sleep-tips

[5] Wood B, et al. Light level and duration of exposure determine the impact of self-luminous tablets on melatonin suppression. Appl Ergon. 2013 Mar;44(2):237-40.
https://pubmed.ncbi.nlm.nih.gov/22850476/

[6] Spadola CE, et al. Evening intake of alcohol, caffeine, and nicotine: night-to-night associations with sleep duration and continuity among African Americans in the Jackson Heart Sleep Study. Sleep. 2019 Oct 21;42(11):zsz136.
https://pubmed.ncbi.nlm.nih.gov/31386152/

[7] Ebrahim IO, et al. Alcohol and sleep I: effects on normal sleep. Alcohol Clin Exp Res. 2013 Apr;37(4):539-49.
https://pubmed.ncbi.nlm.nih.gov/23347102/

[8] Kredlow MA, et al. The effects of physical activity on sleep: a meta-analytic review. J Behav Med. 2015 Jun;38(3):427-49.
https://pubmed.ncbi.nlm.nih.gov/25596964/

[9] 日本睡眠学会 睡眠薬の適正な使用と休薬のための診療ガイドライン
https://www.jssr.jp/data/pdf/suiminyaku-guideline.pdf

社会的孤立を避ける

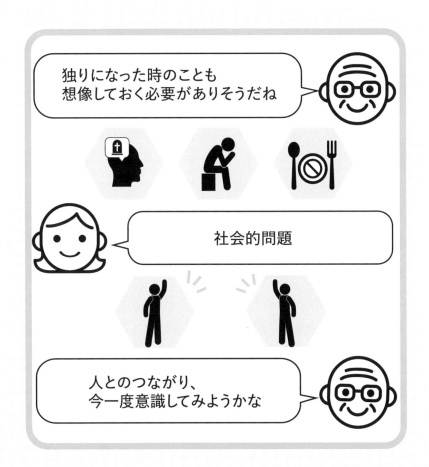

独りになった時のことも
想像しておく必要がありそうだね

社会的問題

人とのつながり、
今一度意識してみようかな

日本では核家族化と呼ばれて久しくたっています。サザエさんは1946年から新聞連載が開始されましたが、その家族構成は波平さん、フネさん、サザエさん、カツオくん、ワカメちゃん、マスオさん、タラちゃんの3世代7人家族(＋タマ)です。ところが1960年以降、核家族化つまり、夫婦とその未婚の子どもからなる家族構成が増えています。それだけでなく、その親世代とは離れた生活をする形の核家族が以前より増えてきていると言われています[1]。また、令和2年度の国勢調査によると1世帯あたりの人員は2.21人でサザエさんの3分の1であり、年々減少していると言われています[2]。

　こんな中、問題となっているのは**独居高齢者の問題**です。独居であっても家族が近くにいて会話があったり、友人がいるなど、なんらかのコミュニティに所属していたりするのであれば問題ないのですが、そうではなく、**家族やコミュニティとはほとんど接触がない状態である「社会的孤立」は健康上大きな問題となります。**

　2015年に行われた研究[3]では、**社会的孤立がある人はそうでない人に比べて死亡リスクが29％高かったと報告されています。**これは**慢性的な社会的孤立が高血圧症、喫煙、肥満などと同様にさまざまな病気や死亡リスクと関係していることが示されています[4]。**148の研究から30万8849人を平均7.5年間追跡した分析では、社会的孤立のこ

の影響は他の危険因子とは無関係で存在していることが示されています[5]。

　どうして社会的孤立が健康に悪いのかということについては、**孤独によってストレスホルモンが増えることと交感神経が活性化することが関係しているのではないかと言われています**[6]。ストレスホルモンは**グルココルチコイド**とも言われており、糖尿病、動脈硬化、がんなどとも関係していると考えられていて[7]、ストレスによってこういったホルモンが増えます。また、交感神経の活発化は脈拍を増やすことが動脈硬化に繋がるのではないかと言われています。他にも酸化ストレスや慢性炎症の影響についても報告されています[6]。これらのことが原因で心筋梗塞や脳梗塞などの動脈硬化に関係した病気が増えるため、社会的孤立が不健康につながるのです[6]。また、これだけでなく、社会的孤立は行動の変化にも影響します。**社会的孤立のある人は身体活動の低下、睡眠の質の低下、喫煙率の上昇など不健康な生活行動と関係していることが報告されています**[8]。社会的孤立➡不健康な生活➡心筋梗塞や死亡リスク上昇ということです。間接的ではありますが、これらも健康に悪い理由です。

　さて、これらの問題の解決にはこの社会的孤立を解消することが重要です。ご家族は定期的に連絡をとる、自分の趣味などのコミュニティに参加するなど、若いうちから社

会的孤立を避けるようにしておくのが重要です。また、社会的孤立を要因としてどうしても不健康な生活を送ってしまうという問題については、社会的孤立状態であっても解決できる手立てがないわけではありません。また、難聴や認知症に関しても社会的孤立を引き起こしやすい要因のひとつです。とくに難聴に関しては自分では気づかないうちに他人を遠ざけてしまいます。早い段階に耳鼻咽喉科で補聴器などの処方をしてもらうことをおすすめします。

参考文献

1 内閣府　平成 18 年版　少子化社会対策白書
https://www8.cao.go.jp/shoushi/shoushika/whitepaper/measures/w-2006/18webhonpen/html/i1511110.html

2 総務省　令和 2 年国勢調査　人口等基本集計
https://www.stat.go.jp/data/kokusei/2020/kekka/pdf/summary_01.pdf

3 Holt-Lunstad J, et al. Loneliness and social isolation as risk factors for mortality: a meta-analytic review. Perspect Psychol Sci. 2015 Mar;10(2):227-37.
https://pubmed.ncbi.nlm.nih.gov/25910392/

4 House JS, et al. Social relationships and health. Science. 1988 Jul 29;241(4865):540-5.
https://pubmed.ncbi.nlm.nih.gov/3399889/

5 Holt-Lunstad J, et al. Social relationships and mortality risk: a meta-analytic review. PLoS Med. 2010 Jul 27;7(7):e1000316.
https://pubmed.ncbi.nlm.nih.gov/20668659/

6 Xia N, Li H. Loneliness, Social Isolation, and Cardiovascular Health. Antioxid Redox Signal. 2018 Mar 20;28(9):837-851.
https://pubmed.ncbi.nlm.nih.gov/28903579/

7 Cacioppo JT, et al. The neuroendocrinology of social isolation. Annu Rev Psychol. 2015 Jan 3;66:733-67.
https://pubmed.ncbi.nlm.nih.gov/25148851/

8 Shankar A, et al. Loneliness, social isolation, and behavioral and biological health indicators in older adults. Health Psychol. 2011 Jul;30(4):377-85.
https://pubmed.ncbi.nlm.nih.gov/21534675/

定期的に健診を受けよう！

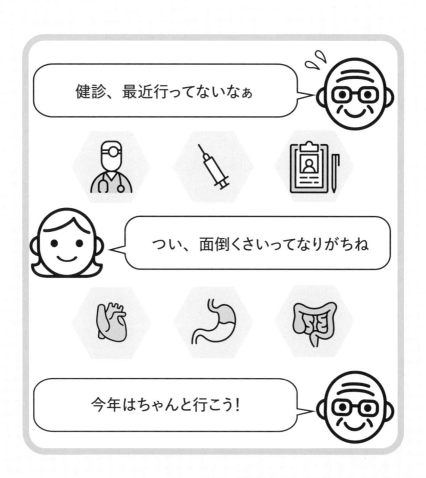

健診はとても重要です。いわゆる「けんしん」には健診と検診があります。健診は健康診断（診査）とよばれ、健康づくりの観点から経時的に値を把握することが望ましい検査で、検診は主に疾患自体を確認するための検査です。どちらの要素も併せ持った検査もあり、スクリーニングというざっくりとした概念も存在します。

　これらの検査は企業で働いている時には定期的に行われているものですが、自営業の人や退職後については自治体などから送られてくる案内のみで、きちんと受診されていない人が見受けられます。令和元年度の国民生活基礎調査 **1** によりますと、健診(健康診断や健康診査)や人間ドックの受診状況は60代で70.3%、70代で64.7％、80代で53.3%と、国の目標の80%には達していません。もちろん、健診を受けていても「検査は受けていて、要精査・要治療と指摘されているが受診していない」人もよくいらっしゃいますので、検査結果を見た後、なんらかの異常を指摘されれば受診をするというのも重要です。

　さて、このような健診にはエビデンスがあるものとないものが存在します。ここでいうエビデンスとはある一定の集団にその検査をした場合に死亡率減少などの効果が認めるものという意味です。個人がどこまで検査を受けるべきかについては難しいですが、その中でもぜひ受けていただきたい定期的な健診/検診についてお話しします。ただ、

これらの検査は基本的に無症状の人が受けるため、その年齢や状況によってどこまで必要かどうかは変わってきます。

ひとつは**糖尿病のスクリーニング**です。アメリカ糖尿病学会は少なくとも年に1回は糖尿病の検査を受けることを推奨しています[2]。ここでいう検査は空腹時血糖値およびＨｂＡ１ｃ（ヘモグロビンエーワンシー）です。空腹時血糖値はよく誤解されますが、少なくとも8時間カロリーを摂取しない状態での血糖値です[3]。HbA1cは2〜3カ月の血糖値を反映しますので、最近の血糖値がどれくらいなのかがわかります。年齢や血糖値の高さによっては間隔を伸ばしたり短くしたりします。

高血圧症についても重要です。高血圧症は心筋梗塞や脳卒中などの主な原因で令和元年度の国民健康栄養調査では収縮期(最高)血圧が140mmHg以上の割合は男性29.9%、女性24.9%とかなり多いです。アメリカ心臓病学会のガイドラインでは血圧が正常な人では少なくとも年に1度、収縮期血圧が120mmHg以上の人は少なくとも半年に1回測定する必要があると言われています[4]。

次に、**コレステロールを含めた脂質異常症**です。脂質異常症は糖尿病や高血圧症と同じく動脈硬化のリスクとして重要です。とくに高齢者では動脈硬化のリスクが高く、脂質異常症に対する治療のメリットが高いため[5]、実施が望ましいです。

がんのスクリーニングも重要です。ただ、がんのスクリーニングに関してはとくに年齢や状況によってその必要性がとくに変わってきます。高齢でサルコペニアやフレイルの場合は実施するメリットが低くなります。

　前立腺がんのスクリーニングであるPSA検査という血液検査は50歳から69歳の男性が最もメリットが高いと言われています[6]。大腸がんに関しては便潜血検査と言って便の中の血液を見る検査が40〜74歳を対象に年に1〜2回実施することがすすめられています[7]。ただ、陽性となった場合には大腸内視鏡検査による精密検査が必要となってきます。

　乳がん検診も必要です。乳がん検診は日本では40歳以上の女性を対象として2年に1回の頻度ですすめられています。40〜64歳ではマンモグラフィと視触診、65〜74歳ではマンモグラフィによる検診がよいとされており[8]、75歳以上については平均余命が10年以上ある場合にすすめられます[9]。**子宮頸がん**については比較的若年者で発生するがんではありますが、高齢者でも発症します。細胞診検査という子宮頸部をスワブでこする検査ですが、20〜69歳の女性に2年ごとがすすめられています[10]。**肺がん**に関しては低線量胸部CTスキャンによる年に1回の検査

により、肺がん高リスク集団の死亡率が低下することがわかっています[11]。海外では50〜80歳の高リスクの人を対象に毎年低線量胸部CT検査を実施するよう求めています。リスクが高い人は少なくとも1日に吸うタバコの本数と喫煙年数をかけた数が400以上であり、現在喫煙者または過去15年以内に禁煙した元喫煙者のことです。15年間喫煙していない場合、または余命が限られている場合、検査は中止されます。ただ、日本ではこの低線量胸部CTスキャンはあまり広がってはおらず、胸部レントゲンが主となっています。

　また、近年は**フレイル健診**という75歳以上を対象としたスクリーニングが2020年より開始となっています。これは「健康状態」「心の健康状態」「食習慣」「口腔機能」「体重変化」「運動・転倒」「認知機能」「喫煙」「社会参加」「ソーシャルサポート」の高齢者が問題となりやすい10項目について質問が行われます。また、65歳以上の女性、リスクのある閉経後〜65歳未満の女性、70歳以上の男性、リスクのある55歳以上の男性に骨粗鬆症の検査として骨密度の測定がすすめられています[12]。

　これらの検査は市町村などの自治体のHPに案内がありますので、そちらを確認し、検査漏れがないようにしましょう。

参考文献

[1] 厚生労働省　2019 年 国民生活基礎調査の概況
https://www.mhlw.go.jp/toukei/saikin/hw/k-tyosa/k-tyosa19/dl/04.pdf

[2] ElSayed NA, et al. 3. Prevention or Delay of Type 2 Diabetes and Associated Comorbidities: Standards of Care in Diabetes-2023. Diabetes Care. 2023 Jan 1;46(Suppl 1):S41-S48.
https://pubmed.ncbi.nlm.nih.gov/36507633/

[3] ElSayed NA, et al. 2. Classification and Diagnosis of Diabetes: Standards of Care in Diabetes-2023. Diabetes Care. 2023 Jan 1;46(Suppl 1):S19-S40.
https://pubmed.ncbi.nlm.nih.gov/36507649/

[4] Whelton PK, et al. 2017 ACC/AHA/AAPA/ABC/ACPM/AGS/APhA/ASH/ASPC/NMA/PCNA Guideline for the Prevention, Detection, Evaluation, and Management of High Blood Pressure in Adults: A Report of the American College of Cardiology/American Heart Association Task Force on Clinical Practice Guidelines. Hypertension. 2018 Jun;71(6):e13-e115.
https://pubmed.ncbi.nlm.nih.gov/29133356/

[5] Shepherd J, et al. PROspective Study of Pravastatin in the Elderly at Risk. Pravastatin in elderly individuals at risk of vascular disease (PROSPER): a randomised controlled trial. Lancet. 2002 Nov 23;360(9346):1623-30.
https://pubmed.ncbi.nlm.nih.gov/12457784/

[6] US Preventive Services Task Force. Final recommendation statement: Prostate cancer: Screening. 2018.
https://www.uspreventiveservicestaskforce.org/Page/Document/RecommendationStatementFinal/prostate-cancer-screening1

[7] 国立がん研究センター　がん対策研究所　有効性評価に基づく大腸がん検診ガイドライン
https://canscreen.ncc.go.jp/koukaiforum/2023/G_CRC_2023.pdf

[8] 国立がん研究センター がん検診ガイドライン 乳がん
http://canscreen.ncc.go.jp/guideline/nyugan.html

[9] Mandelblatt JS, et al. Collaborative Modeling of the Benefits and Harms Associated With Different U.S. Breast Cancer Screening Strategies. Ann Intern Med. 2016 Feb 16;164(4):215-25.
https://pubmed.ncbi.nlm.nih.gov/26756606/

[10] 国立がん研究センター がん検診ガイドライン 子宮頸がん
http://canscreen.ncc.go.jp/guideline/shikyukeigan.html

[11] National Lung Screening Trial Research Team Reduced lung-cancer mortality with low-dose computed tomographic screening. N Engl J Med. 2011 Aug 4;365(5):395-409.
https://pubmed.ncbi.nlm.nih.gov/21714641/

[12] 日本骨粗鬆症学会　骨粗鬆症の予防と治療ガイドライン 2015 年版
http://www.josteo.com/ja/guideline/doc/15_1.pdf

高齢者が受けるべき
ワクチン

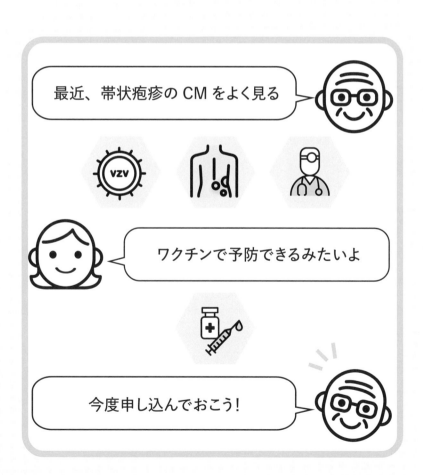

現在ご高齢の人は若いころあまりワクチンを受けていなかった人がいらっしゃるかと思いますが、近年は感染症が関係した病気に対して一定の効果が認められたワクチンが存在し、それによって一定の疾病予防効果が期待できます。ワクチンはウィルスや細菌を弱らせたもの、効果を失わせたもの、ウィルスや細菌の一部などで、それらを体に入れることで免疫にそのウィルスや細菌を覚えさせ、病気に罹りにくくなったり、罹った時にひどくなるのを防いでくれたりする効果があります。ここでは高齢者が打つべきワクチンについて解説します。

　まずは、**肺炎球菌ワクチン**です。令和4年の人口動態統計によると、肺炎は70代の第4位、80〜90代の第5位となっています■。この肺炎の原因となる細菌の中で最も多いのは肺炎球菌と言われています■。この肺炎球菌は喉や気管などに普段いる細菌なのですが、肺炎球菌性肺炎を起こすだけでなく、そこから血液中に侵入する肺炎球菌性菌血症や脳の中に侵入する肺炎球菌性髄膜炎など重篤な疾患を引き起こすこともある怖い病気です。これらはまとめて肺炎球菌感染症というのですが、肺炎球菌ワクチンの主な目的なこれらの重篤な病気を防ぐことにあります。肺炎球菌は93種類の型があるのですが、このうち日本では13種類に対応するものと23種類に対応するものがあり、高齢

者に対応しているのは後者の23種類で、**65歳以上の高齢者に５年に１度の接種が推奨されています。**こちらは定期接種といって市区町村が実施していますので案内が来るようになっています。

　次に、**帯状疱疹ワクチン**です。帯状疱疹というのは以前に水ぼうそうに罹ったことがある人が年をとってから体内に潜んでいた水ぼうそうのウィルスが体の表面に出て赤い発疹と水ぶくれが多数集まって出てくる病気です。水ぼうそうのウィルスが神経に潜んでいることからこの皮疹が帯状に出てくるため「帯状」疱疹と呼ばれています。以前は水ぼうそうのワクチンの接種がなかったため、60歳以上のほとんどが水ぼうそうに罹ったことがあると言われており**3**、80歳までに3分の1が発症すると言われています**4**。帯状疱疹そのものは１週間ほどで自然に改善するのですが、この病気の厄介なところは皮疹だけでなく痛みを伴い、さらに帯状疱疹後神経痛と言ってその痛みは皮疹がなくなっても続くところです。日本の報告では**50歳以上の人で帯状疱疹を発症した場合、皮疹がなくなった後でも２割の人が帯状疱疹後神経痛になると言われています**5。また、それだけでなく顔面に帯状疱疹ができた場合、目の症状として角膜炎や結膜炎、ぶどう膜炎など合併症を起こし、場合によっては失明に至ることもあります。また、顔面神経麻

痺の原因となることや、耳の帯状疱疹から難聴や耳鳴りの原因となることもあります。帯状疱疹ワクチンはこれらの予防のために50歳以上の人を対象にすすめられています。帯状疱疹になったことがある人も繰り返し帯状疱疹になる可能性があるため、ぜひ接種しましょう。こちらは定期接種ではないので自分で申し込む必要があります。

　破傷風の原因菌である破傷風菌は土の中に生息し、ケガをした時などに体の中に入り毒素によって全身痙攣、自律神経障害、呼吸金麻痺などを起こし重症例では死ぬこともある怖い病気です。**破傷風ワクチン（トキソイド）**は日本では定期接種になったのは、1968年からです。**50代以上の人はほとんどが未接種であるというのが現状です。**そのため、年間約100人が破傷風を発症し、5〜9人は破傷風が原因で死亡しています[6]。今まで破傷風ワクチンを接種したことがない人は3回のセット接種、接種が完了したことがある人は10年ごとの接種がすすめられます。アウトドアや土いじりをする人はとくに重要であると考えられます。

　他にもインフルエンザワクチン、コロナワクチンについても高齢者にとっては重要です。インフルエンザによる死亡の90％以上は高齢者で起きると言われており[7]、イン

フルエンザワクチンは65歳以上を定期接種としています。インフルエンザワクチンはインフルエンザによる入院と合併症を減らすために以前より秋頃から接種が可能となっていて、年に1回すすめられています。コロナワクチンについても高齢者は新型コロナウィルス感染症にかかると重症化しやすいことから接種がすすめられています。今後どれぐらいの期間ごとに接種をしたらよいかについては厚生労働省の「新型コロナワクチンについて」などのHP(https://www.cov19-vaccine.mhlw.go.jp/qa/)を参照するのがよいと思います。

参考文献

[1] 厚生労働省　令和4年(2022)人口動態統計月報年計（概数）の概況　第7表
https://www.mhlw.go.jp/toukei/saikin/hw/jinkou/geppo/nengai22/dl/h7.pdf
[2] 日本呼吸器学会　成人肺炎診療ガイドライン2017
[3] 国立感染症研究所　年齢／年齢群別の水痘抗体保有状況 2017年
https://www.niid.go.jp/niid/ja/y-graphs/8132-varicella-yosoku-serum2017.html
[4] Shiraki K, etal. Herpes Zoster and Recurrent Herpes Zoster. Open Forum Infect Dis. 2017 Jan 28;4(1):ofx007.
https://pubmed.ncbi.nlm.nih.gov/28480280/
[5] Takao Y, et al. Incidences of Herpes Zoster and Postherpetic Neuralgia in Japanese Adults Aged 50 Years and Older From a Community-based Prospective Cohort Study: The SHEZ Study. J Epidemiol. 2015;25(10):617-25.
https://pubmed.ncbi.nlm.nih.gov/26399445/
[6] 国立感染症研究所　破傷風とは
https://www.niid.go.jp/niid/ja/kansennohanashi/466-tetanis-info.html
[7] Nichol KL, et al. The efficacy and cost effectiveness of vaccination against influenza among elderly persons living in the community. N Engl J Med. 1994 Sep 22;331(12):778-84.
https://pubmed.ncbi.nlm.nih.gov/8065407/

認知症予防に大切なこと

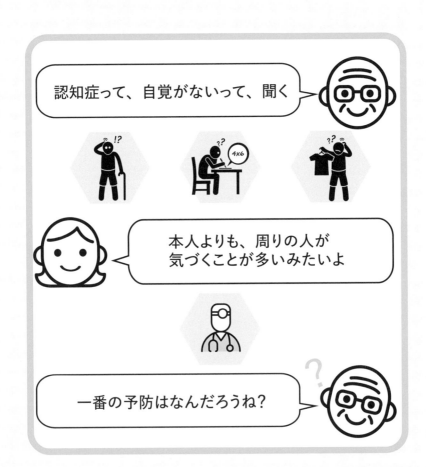

認知症って、自覚がないって、聞く

本人よりも、周りの人が
気づくことが多いみたいよ

一番の予防はなんだろうね?

　年をとってきた時に認知症のことについて心配をしない人はいらっしゃらないと思うぐらいに認知症は重要な病気です。認知症とは記憶力や認知能力の低下が起こり、日常生活に支障をきたしている状態が半年以上継続していることを示していて❶、特定の病気ではありません。認知症の原因としては2010年の古いデータではありますが、アルツハイマー型認知症が最も多く67.6％で、次に多いのが脳卒中を背景として起こす血管性認知症で19.5％と、この2つで全体の9割弱を占めます❶。他にもさまざまな原因による認知症が存在し、治療によって改善する可能性がある認知症の原因疾患も存在しますが、この2つの病気は完全に治すことはできず、予防が重要です。ここでは認知症の予防に効果があるとされる内容について、その予防効果の程度とともに解説します。

　健康的な生活習慣は、認知症リスクを減らします。また、認知症予防として、さまざまなものがすすめられています。それぞれについて解説していきます。

　まずは**運動**です。多くの研究で運動している人の中で認知症になる人が少ないということが報告されていますが、運動による認知症の予防効果についてはまだ証明されていません❷。2017年にされた報告でも平均年齢70歳に対し

て平均11.4年にわたって身体活動を増やすような指導を行った試験において、運動介入を行った人たちはそうでない人たちと比べても認知症になる頻度は変わりませんでした[3]。逆にロンドンにおける公務員を28年間観察した研究において認知症の診断の9年前から身体活動が低下し始めることが報告されており、運動することで認知症が予防できるのではなく、**運動をしていない人は認知症の前段階であるだけという可能性があると言われています**[4]。運動に関しては認知機能に関して十分有効である証拠は示されていないものの、他のメリットはありますので、その点は重要です。

次は認知トレーニング、いわゆる脳トレです。これは現在さまざまな商品が脳トレとして販売されています。これらの脳トレはそのトレーニングを実施した分野の認知能力を高めてくれるのですが、その他の分野は改善せず、認知症の予防になるとまでの証拠はないとされています[5]。

また、独り暮らし、未婚、離婚、死別した人は認知症になりやすいことが報告されています[6]。複数の研究を分析した結果、社会参加が低いこと、社会的接触の頻度が低いこと、孤独感が大きい人は認知症になりやすいことが報告されています[7]。ただしこれらの社会活動を増やすことに

よって認知症が予防できるのかというと、まだ十分な証明ができていないようです[8]。運動と同じく社会活動と認知症の関係はどちらが原因かははっきりしていません。

　高血圧症はアルツハイマー型認知症と血管認知症のどちらにも関係するため[8]、その管理は重要です。しかし、残念ながら高血圧の治療によって認知症の予防ができるかという点については効果的であった研究とそうではなかった研究の両方が存在しており、現時点ではまだはっきりとした証拠はないようです。しかし、脳卒中の予防として高血圧症の治療は重要であり、それによって脳卒中が原因の血管性認知症のリスクを下げることと高血圧症の治療は認知症以外のメリットがたくさん存在するため、高血圧症の治療は必要であると考えられます。

　以上のことより、認知症予防に効果が証明されている！とまで言えるものはないのですが、運動、社会的参加、高血圧症の治療は他に有益な効果も知られていますし、実施するのがよいと思います。脳トレに関しては「認知症予防！」と書かれているものは過剰表現であることを知った上で利用するのは問題ないと思いますし、今後予防効果が証明されるかもしれません。あくまでも現時点では証明されていないということです。

その他にも認知症を予防するサプリメントなども現時点で十分有効であるものはありませんので、その点にも注意が必要です。また、認知症の疑いがある場合には冒頭に書いたように**治療可能な認知症なども存在するため病院で受診することをおすすめします。**

参考文献

[1] 日本神経学会　認知症疾患診療ガイドライン 2017
https://www.neurology-jp.org/guidelinem/degl/degl_2017_01.pdf

[2] Young J, et al. Aerobic exercise to improve cognitive function in older people without known cognitive impairment. Cochrane Database Syst Rev. 2015 Apr 22;(4):CD005381.
https://pubmed.ncbi.nlm.nih.gov/25900537/

[3] Espeland MA, et al. Effect of a long-term intensive lifestyle intervention on prevalence of cognitive impairment. Neurology. 2017 May 23;88(21):2026-2035.
https://pubmed.ncbi.nlm.nih.gov/28446656/

[4] Sabia S, et al. Physical activity, cognitive decline, and risk of dementia: 28 year follow-up of Whitehall II cohort study. BMJ. 2017 Jun 22;357:j2709.
https://pubmed.ncbi.nlm.nih.gov/28642251/

[5] Butler M, et al. Does Cognitive Training Prevent Cognitive Decline?: A Systematic Review. Ann Intern Med. 2018 Jan 2;168(1):63-68.
https://pubmed.ncbi.nlm.nih.gov/29255842/

[6] Sundström A, et al. Marital status and risk of dementia: a nationwide population-based prospective study from Sweden. BMJ Open. 2016 Jan 4;6(1):e008565.
https://pubmed.ncbi.nlm.nih.gov/26729377/

[7] Kuiper JS, et al. Social relationships and risk of dementia: A systematic review and meta-analysis of longitudinal cohort studies. Ageing Res Rev. 2015 Jul;22:39-57.
https://pubmed.ncbi.nlm.nih.gov/25956016/

[8] Livingston G, et al. Dementia prevention, intervention, and care. Lancet. 2017 Dec 16;390(10113):2673-2734.
https://pubmed.ncbi.nlm.nih.gov/28735855/

がんの予防に大切なこと

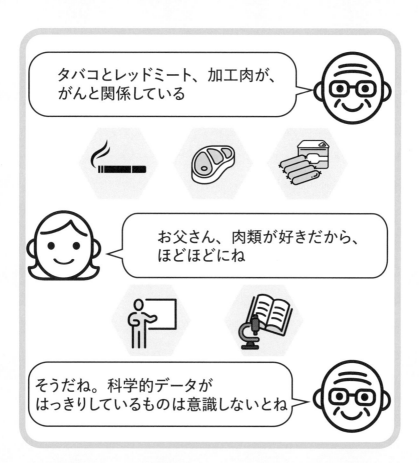

タバコとレッドミート、加工肉が、がんと関係している

お父さん、肉類が好きだから、ほどほどにね

そうだね。科学的データがはっきりしているものは意識しないとね

ここではがんのお話です。がんという病気は現在、日本人の半分が一生のうちに診断され、男性の4人に1人、女性の6人に1人ががんで亡くなるとされています[1]。このがんはもともと、自分の身体の細胞です。我々の身体の細胞は遺伝子という設計図に基づいて定期的に増え、古くなった細胞は壊されていきます。この設計図にエラーが生じて誤ってできたものがんです。通常、それらは自分の免疫によって壊されますが、それができなくなった状態ではがん細胞は無秩序に増え、周りの正常細胞を巻き込んで大きくなったり遠くに飛んで行ったりします。このがんができるためのエラーに生活習慣や感染が関係しています。がんを完全に防げるわけではありませんが、がんに「なりにくくする」ことはできます。

　まず、最も重要なことは**禁煙**です。世界中のがんによる死亡のうち約20％が喫煙の影響があると言われています[2]。肺がんが最も強い影響を受けますが、白血病の他、口腔、鼻腔、副鼻腔、鼻咽頭、喉頭、食道、膵臓、肝臓、胃、子宮頸部、腎臓、大腸、膀胱のがんの原因として関係していると言われています[3]。また、その上でタバコをやめるとタバコを吸っているのと比べてがんのリスクが下がることがわかっています[4]。タバコをやめる方法については「1-7.禁煙は重要。でも難しい」を参照ください。

　運動はがん予防に重要であろうと考えられています。休みの日に体を動かしている人はそうでない人に比べて複数のがんになりにくいことが報告されており[5]、日本における研究でも同様の結果が出ています[6]。中でも十分なデータがあるのは大腸がんと乳がんです。運動と大腸がんの関係についてまとめた報告では24％のリスク低下が期待できました[7]。また乳がんについても30〜55歳の女性を対象とした運動と乳がんのリスクとの関係を調べた研究において、中等度または激しい運動を週に7時間以上行っていると報告した人と、週に1時間未満行っていると報告した人を比較すると、18％のリスク低下があったとされています[8]。他にも膀胱がん、子宮内膜がん、食道腺がん、胃がん、腎がんなどに対しての発症予防が期待できるとされています[9]。ただ、具体的にどのような運動ががんによいかははっきりしておりません。第3章でお話しした運動を実施していただくのがよいかと思います。

　次に大切なことは**体重の適正化**、つまり太りすぎない、痩せすぎないということです。海外の研究では肥満はがんの重大なリスクであるのですが[10]、日本においては肥満指数(BMI)と死亡率の関係をみた研究[11]では男女とも**BMI 21-27kg/m^{2}が最も全死亡のリスクが低い体格であると報告されており、欧米よりも肥満への影響は少なく痩せへ**

の影響が高いと考えられています。肥満や痩せの影響は「2-1. 一番大切なことは太らない、痩せすぎない」でもお話ししましたが、太りすぎも痩せすぎも健康への影響があるのは、がんへの影響も含めて重要ですね。

お酒(アルコール)に関してもいくつかのがんと関係しています。500件以上のアルコールとがんの研究をまとめた報告[12]では、大量にお酒を飲む人はそうでない人に比べて、口腔および咽頭がんで5.13倍、食道扁平上皮がんで4.95倍、結腸直腸がんで1.44倍、喉頭がんで2.65倍、乳がんで1.61倍とこれらは飲めば飲むほどそのリスクが上がっていました。また、胃がん、肝臓がん、胆嚢がん、膵臓がん、肺がんのリスクも高かったようです。どれぐらいの飲酒量ががんのリスクになるかという点については、少しのアルコールでもがんの発症に関係するため、**アメリカがん学会のガイドライン[13]では「がん予防の上ではお酒を飲まないことを推奨する」**となっています。「そんな! あんまりだ!」と思われるかもしれません。私も同じ気持ちです。同ガイドラインでは「もし飲むならエタノール摂取量として男性1日28g、女性1日14gまでとすること」となっており、国立がん研究センターの研究班による「日本人のためのがん予防法」[14]では「1日23g程度まで」となっていますので、これらを参照にするとよいでしょう。

　他に食事としては同じく「日本人のためのがん予防法」では胃がんと関係する塩分摂取量を最小限にする、口腔・咽喉頭・食道・肺・乳がんに影響する野菜と食道と肺がんに影響する果物の摂取を不足しないようにする、食物繊維を含む食品を積極的に摂取する、大腸がんに関係するハム・ソーセージ・ベーコンなどの加工肉と牛・豚・羊などのレッドミートの過剰摂取を避けることが推奨されています。また、熱い飲み物と食道がんのリスクも指摘されているため、こちらも注意が必要です。

　最後にウィルスや細菌感染も一部のがんのリスクになることがわかっているため、肝炎ウィルスの有無、ピロリ菌感染の有無を確認し、感染しているようであれば治療が望まれます。また、ヒトパピローマウイルスも子宮頸がんに関係しておりますが、ウィルスを減らす治療は存在せず、若い間にワクチンを接種することが重要であるとされています。しかし、これら予防だけでは完全にがんを防げるわけではありません。「6.定期的に健診しよう」でお話ししたがん検診を定期的に受けることも重要です。

参考文献

1. 国立がん研究センター　がん情報サービス　最新がん統計
   https://ganjoho.jp/reg_stat/statistics/stat/summary.html
2. Brawley OW. Avoidable cancer deaths globally. CA Cancer J Clin. 2011 Mar-Apr;61(2):67-8.
   https://pubmed.ncbi.nlm.nih.gov/21296854/
3. Sasco AJ, et al. Tobacco smoking and cancer: a brief review of recent epidemiological evidence.
   Lung Cancer. 2004 Aug;45 Suppl 2:S3-9.
   https://pubmed.ncbi.nlm.nih.gov/15552776/
4. Vineis P, et al. Tobacco and cancer: recent epidemiological evidence. J Natl Cancer Inst. 2004
   Jan 21;96(2):99-106.
   https://pubmed.ncbi.nlm.nih.gov/14734699/
5. Matthews CE, et al. Amount and Intensity of Leisure-Time Physical Activity and Lower Cancer
   Risk. J Clin Oncol. 2020 Mar 1;38(7):686-697.
   https://pubmed.ncbi.nlm.nih.gov/31877085/
6. Inoue M, et al. Daily total physical activity level and total cancer risk in men and women:
   results from a large-scale population-based cohort study in Japan. Am J Epidemiol. 2008 Aug
   15;168(4):391-403.
   https://pubmed.ncbi.nlm.nih.gov/18599492/
7. Wolin KY, et al. Physical activity and colon cancer prevention: a meta-analysis. Br J Cancer. 2009
   Feb 24;100(4):611-6.
   https://pubmed.ncbi.nlm.nih.gov/19209175/
8. Rockhill B, et al. A prospective study of recreational physical activity and breast cancer risk. Arch
   Intern Med. 1999 Oct 25;159(19):2290-6.
   https://pubmed.ncbi.nlm.nih.gov/10547168/
9. WHO 身体活動・座位行動 ガイドライン (日本語版)
   https://apps.who.int/iris/bitstream/handle/10665/337001/9789240014886-jpn.
   pdf?sequence=151&isAllowed=y
10. Lauby-Secretan B, et al. Body Fatness and Cancer--Viewpoint of the IARC Working Group. N
    Engl J Med. 2016 Aug 25;375(8):794-8.
    https://pubmed.ncbi.nlm.nih.gov/27557308/
11. Sasazuki S, et al. Body mass index and mortality from all causes and major causes in Japanese:
    results of a pooled analysis of 7 large-scale cohort studies. J Epidemiol. 2011;21(6):417-30.
    https://pubmed.ncbi.nlm.nih.gov/21908941/
12. Bagnardi V, et al. Alcohol consumption and site-specific cancer risk: a comprehensive dose-
    response meta-analysis. Br J Cancer. 2015 Feb 3;112(3):580-93.
    https://pubmed.ncbi.nlm.nih.gov/25422909/
13. Rock CL, et al. American Cancer Society guideline for diet and physical activity for cancer
    prevention. CA Cancer J Clin. 2020 Jul;70(4):245-271.
    https://pubmed.ncbi.nlm.nih.gov/32515498/
14. 国立がん研究センター　日本人のためのがん予防法
    https://epi.ncc.go.jp/can_prev/93/8969.html

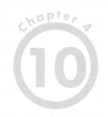

生活習慣病は生活習慣だけが原因ではない

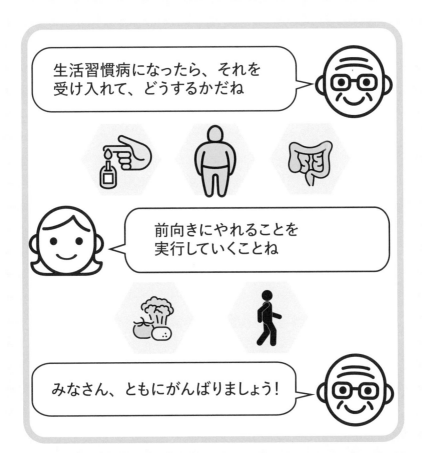

ここまで生活習慣の大切さについてお話ししてきました。生活習慣が関係する病気のことを生活習慣病といいます。以前は「成人病」と呼ばれていましたが、1996年に当時の厚生省が成人であっても生活習慣の改善により予防可能で、成人でなくても発症する可能性があるから、ということで「生活習慣病」と改められました。具体的には、糖尿病、高血圧症、脂質異常症、脳血管疾患、心疾患、がんなどです。

　19世紀から戦前までは日本人の死亡に大きく関係しているのは肺炎、胃腸炎などの感染症でしたが、近年は先述した脳血管疾患・心疾患・がんなどの生活習慣病が主たる死亡原因となってきているのです■。そのため、2000年に厚生労働省は生活習慣病の一次予防に重点をおいた「健康日本21」を定め、食生活や運動などの具体的な目標が掲げられています■。

　生活習慣を改善することでこういった病気が減るということは事実なのですが、生活習慣病と呼ばれる病気になるということは必ずしも生活習慣が悪いということではないのです。例えば2型糖尿病だと「糖尿病になるなんてよほど悪い生活していたのだね」みたいな考えを持っている人がいますが、そういった決めつけは間違いです。もちろん、今までお話ししたように生活習慣の内容によって2型糖尿

病になりやすい生活、なりにくい生活というものがあります。しかし、それ以上に２型糖尿病の遺伝素因、つまり２型糖尿病のなりやすさというものが1人ひとり異なっているということがわかってきています。

　ということは、２型糖尿病のなりやすさが違う人たちがそれぞれ、２型糖尿病になりやすい生活を送ったとしても、みながみな２型糖尿病になる訳ではないということです。もちろん、人種による影響も大きく日本人を含めた東アジア人はあまり太らなくても２型糖尿病になりやすいということが知られており[3]、それには血糖値を下げるホルモンであるインスリンが欧米人と比べて東アジア人が少ないことが原因ではないかと言われています[4]。高血圧症や脂質異常症もそうです。また、「太っている人は自己管理ができない」と思われる人も多くいるかと思いますが、この太りやすさについてもたくさんの原因があって生まれつき太りやすい人とそうでない人がいるということがわかっています[5]。これらの病気のなりやすさは背が高いか低いかと似たように病気になりやすさとなりにくさがあるということです。

　自分が生活習慣病になった場合、自分の生活習慣が悪かったからなったのだと過剰に自分を責める人がいらっしゃるのですが、その必要はないと考えています。つまり生活習慣とは「生活習慣が原因の病気」というよりは、「生

活習慣の改善によって一定の改善や予防が期待できる病気」という言い方の方が適切であり、**病気になってしまったことはほとんどの場合、自分だけの責任ではありません。しかし、その後の生活の改善によって、これもある程度の範囲内ではありますが、病気をコントロールすることができます。**ただ、その範囲内というのも本当に個人差がありますので、他人と比較したりするのはよくないです。

　こういった考えは近年とくに糖尿病の分野で積極的に議論されており[6]、少しずつ広がりつつあります。生活習慣病への正しい知識と理解が広がり、生活習慣病の偏見がない世界を望みます。

参考文献

[1] 社会実情データ図録　主要死因別死亡率 (人口 10 万人対) の長期推移
https://honkawa2.sakura.ne.jp/2080.html

[2] 健康日本 21
https://www.kenkounippon21.gr.jp/

[3] Shai I, et al. Ethnicity, obesity, and risk of type 2 diabetes in women: a 20-year follow-up study. Diabetes Care. 2006 Jul;29(7):1585-90.
https://pubmed.ncbi.nlm.nih.gov/16801583/

[4] Fukushima M, et al. Insulin secretion capacity in the development from normal glucose tolerance to type 2 diabetes. Diabetes Res Clin Pract. 2004 Dec;66 Suppl 1:S37-43.
https://pubmed.ncbi.nlm.nih.gov/15563978/

[5] Goodarzi MO. Genetics of obesity: what genetic association studies have taught us about the biology of obesity and its complications. Lancet Diabetes Endocrinol. 2018 Mar;6(3):223-236.
https://pubmed.ncbi.nlm.nih.gov/28919064/

[6] 日本糖尿病協会　日本糖尿病学会・日本糖尿病協会合同　アドボカシー活動
https://www.nittokyo.or.jp/modules/about/index.php?content_id=46

最新論文の新常識
カレーを食べると
健康的？

サプリメントの効果と限界

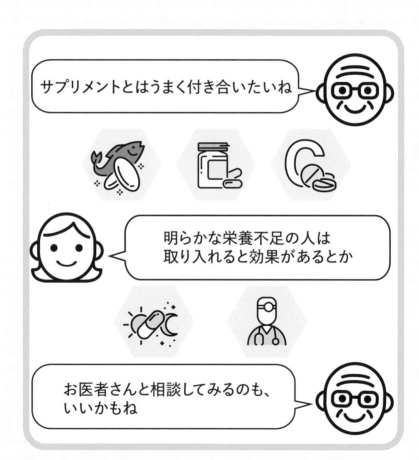

サプリメントとはうまく付き合いたいね

明らかな栄養不足の人は
取り入れると効果があるとか

お医者さんと相談してみるのも、
いいかもね

　サプリメントという言葉はよく聞かれると思いますが、実はその定義ははっきりしていません。ざっくりと**「ビタミンやミネラルなど健康の維持増進に役立つ特定の成分を濃縮し錠剤やカプセル状にしたもの」**とされています[1]。似たような言葉として健康食品、機能性表示食品、栄養機能食品、特定保健用食品があります。これらは普通の食品よりも健康に関する表示がされているので、「健康によい」イメージがあるかと思います。機能性表示食品、栄養機能食品、特定保健用食品はそれぞれ一定の基準や申請が必要で違いがありますが、**重要なことは医薬品ではないということで、それぞれの内容に十分な科学的根拠があるわけではありません。**サプリメントは薬の代わりにもなりませんし、必ずしも薬よりも安全というわけではありません。あくまでもサプリメントは食品の補助として考えるのがよいでしょう。

　上手にサプリメントを使うのにはどうしたらよいのでしょうか。最も有効な使い方としては不足した栄養素の補給でしょう。例えばダイエットのために食事を減らした場合、ビタミンやたんぱく質などのいくつかの栄養素が不足する場合があります。高齢者で多い原因としては「1-8.筋肉が落ちたのは年のせい？　それとも生活のせい？」でお話ししたように加齢とともに食事量が減ることでしょう。

食事量がバランスよく減れば、必要な栄養素バランスは崩れていないと考えられますが、現実的には難しいのが現状です。そして、その中でたんぱく質は重要であると言われています。2008年にアメリカから報告された研究[2]では2066名の70代の人を対象として食事におけるたんぱく質摂取量と3年間に渡る骨格筋量の関係について調べられていますが、たんぱく質摂取量が少ない人は骨格筋量がより減りやすかったという結果でした。そして、サプリメントとしてのたんぱく質摂取が高齢者の筋肉に有効なのかということも複数の研究が存在します。例えば2016年に報告された研究[3]ではサルコペニアの高齢者130人（平均年齢なんと80.3歳）に対して全員に筋トレを行って半分の人たちには22gのホエイプロテイン、10.9gの必須アミノ酸、ビタミンDを含んだサプリメントを飲んでもらい、残りの半分のそうでない人には栄養のない飲み物を飲んでもらったところ、**サプリメントを飲んだ人たちは筋肉が増え、筋力が増えていました。**他、高齢者を対象とした複数の研究をまとめた報告[4]でも、**プロテインサプリメントは筋肉量や筋力に有効で、とくに栄養不足の高齢者が最も恩恵を受けるとされています。**

　このように不足した栄養素を補充するという考えにおいてはサプリメントが有効である可能性があります。しかし、

逆にすでに十分なたんぱく質を摂取している場合は、あまり効果的ではありません。他のビタミン剤などについても同様です。あくまでもビタミン不足の場合に飲むものであって、みだらに飲むことによるメリットはありません。

　また、サプリメントが完全に食品の代わりになるというわけではなく、食物繊維に関して、サプリメントは便秘に対する効果は期待できるものの[5]、食物繊維がもつ複数の疾病予防効果はサプリメントでは得られる保証がないとされています[6]。これは特定の栄養素が多い食品とその栄養素では異なるということで、例えば食物繊維が多い食品は咀嚼が多いことなどが影響しているかもしれません。また、同様にサプリメントの場合、特定の栄養素を過剰にとることも容易になりますが、その分さらに健康効果を享受できるわけではありません。

　スーパーやコンビニなどで見かけるものに、機能性表示食品、栄養機能食品、特定保健用食品や保健機能食品がありますが、そのうち機能性表示食品と特定保健用食品についてはパッケージに特定の保健の目的が期待できるという機能が表示されています。しかし、**機能性表示食品についてはその表示の責任が事業者に任されています[7]。そのため科学的根拠が乏しいこともあり、後に取り消しが行われ**

ていることもあります。医薬品と比べて広告の規制が緩や
かな点などから飛びつきやすい商品が多いですが、注意が
必要です。

参考文献

[1] 健康長寿ネット　サプリメントの定義と正しい利用法
https://www.tyojyu.or.jp/net/kenkou-tyoju/eiyouso/supplement.html

[2] Houston DK, et al. Dietary protein intake is associated with lean mass change in older,
community-dwelling adults: the Health, Aging, and Body Composition (Health ABC) Study. Am J
Clin Nutr. 2008 Jan;87(1):150-5.
https://pubmed.ncbi.nlm.nih.gov/18175749/

[3] Rondanelli M, et al. Whey protein, amino acids, and vitamin D supplementation with physical
activity increases fat-free mass and strength, functionality, and quality of life and decreases
inflammation in sarcopenic elderly. Am J Clin Nutr. 2016 Mar;103(3):830-40.
https://pubmed.ncbi.nlm.nih.gov/26864356/

[4] Cheng H, et al. Systematic review and meta-analysis of the effect of protein and amino acid
supplements in older adults with acute or chronic conditions. Br J Nutr. 2018 Mar;119(5):527-
542.
https://pubmed.ncbi.nlm.nih.gov/29508691/

[5] van der Schoot A, et al. The Effect of Fiber Supplementation on Chronic Constipation in Adults:
An Updated Systematic Review and Meta-Analysis of Randomized Controlled Trials. Am J Clin
Nutr. 2022 Oct 6;116(4):953-969.
https://pubmed.ncbi.nlm.nih.gov/35816465/

[6] 厚生労働省　日本人の食事摂取基準（2020 年版）　炭水化物
https://www.mhlw.go.jp/content/10904750/000586559.pdf

[7] 消費者庁　「機能性表示食品」って何？
https://www.caa.go.jp/policies/policy/food_labeling/about_foods_with_function_claims/
pdf/150810_1.pdf

コーヒーや緑茶を
飲んでいる人は
糖尿病になりにくい

糖尿病との関係では、
コーヒーや緑茶は効果があるらしいよ

コーヒーや緑茶を飲んでいる人で
糖尿病が少なかっただけで、本当に
効果があるかはわかっていないよ

そうなんだ。情報を鵜呑みに
してはいけないね

○○を食べていると/飲んでいると、糖尿病になりにくい！/なりやすい！　という話はさまざまあります。ただ、それぞれの考え方には注意が必要です。

　まずは洋食です。40〜75歳の4万2504人の男性医療専門家を対象とした研究によると、**洋食（赤身肉、加工肉、フライドポテト、高脂肪乳製品、精製穀物、お菓子やデザートの消費量が多いことが特徴）の食事パターンの人は1.59倍2型糖尿病になりやすいことが報告されています。さらに運動不足だと1.96倍に、BMIが30kg/m^{2}以上だと11.2倍になります**[1]。同様の結果が女性や他の人種でも報告されています。

　次に、砂糖入りの飲み物です。看護師女性5万1603人を4年間観察した研究で砂糖入り飲み物を飲む量の変化と体重増加及び2型糖尿病の発症について分析した研究では、4年間の体重増加は、砂糖入り飲み物の消費量が週1杯以下から1日1杯以上に増えた女性で最も多く、減少した女性では最も少なかったです。また、1日に1本以上の砂糖入りソフトドリンクを摂取する女性は、これらの飲料を月に1本未満しか摂取しない女性と比較して、1.83倍糖尿病になりやすいという結果でした[2]。**ただ、砂糖が悪いのか体重増加が悪いのかについてははっきりしておらず、現時**

230

点ではまだ結論が出ていません。

　乳製品は２型糖尿病をはじめとしたメタボリックシンドロームの予防に関連する可能性が報告されています。4万1254人の男性参加者を対象に、乳製品の摂取と２型糖尿病の発症例との関係を前向きに調べた研究では、**12年間の追跡期間中に乳製品をたくさん摂取している人はそうでない人に比べて0.77倍２型糖尿病の発症が少なく、乳製品の総摂取量が１日食分増えるごとに、２型糖尿病のリスクが9%低下しました**3。女性でも同様の結果が報告されています4。

　ナッツをたくさん食べている人は２型糖尿病のリスクが低いと言われています。8万3818人の女性を対象とした研究でナッツを週に１杯（28g）未満しか食べない人に比べて、週に1〜4杯の人で0.84倍、週に5杯以上の人で0.73倍２型糖尿病の発症が少なかったという報告されています5。

　そして、コーヒーです。コーヒーと２型糖尿病も関係が報告されています。コーヒー摂取と２型糖尿病の発症に関する9件の研究で19万3473人を分析した研究で、**コーヒー1日0〜2カップ未満の人と比較して、1日6杯以上の人は0.65倍、1日4〜6カップで0.72倍２型糖尿病の**

発症が少なかったことがわかりました**6**。また、その後 28件の研究から110万9272人を分析した報告では、**コーヒーを全く飲まない人と比べて、カフェインの有無にかかわらず1日1杯増えるごとに約1割ずつリスクが減ることが示されています7**。

　緑茶についても報告されています。40～65歳の日本人 1万7413人を5年間追跡した研究では、**1日あたり6杯以上の緑茶を飲む人は1週間に1杯未満の人と比べて0.67倍2型糖尿病の発症が少なかったと報告されています8**。 また、その後12件のお茶の摂取量と2型糖尿病の発症リスクを目的にされた研究をまとめて76万1949人を分析した結果、**お茶を飲まない人と比較すると、1日4杯以上のお茶を飲む人たちは0.84倍、2型糖尿病になりにくかったとされています9**。

　ただ、これらの結果の解釈について注意しないといけないのは、「○○を飲んでいる/食べている人は糖尿病になりにくかった」ということと、「○○を飲むと糖尿病の予防になる」ということは全く違います。これを勘違いして、○○で糖尿病予防！　みたいな情報が本当に多すぎます。 ですので、**残念ながら、2型糖尿病の予防のためにナッツや乳製品コーヒーやお茶を積極的にとりましょう、とはな**

りません。ただ、好みの範囲でとるのは問題ないですし、砂糖入りの飲み物の代わりにコーヒー(無糖)やお茶を飲むことは肥満の予防にもすすめられます。情報を正しく受け取ってもらえればと思います。

参考文献

[1] van Dam RM, et al. Dietary patterns and risk for type 2 diabetes mellitus in U.S. men. Ann Intern Med. 2002 Feb 5;136(3):201-9.
https://pubmed.ncbi.nlm.nih.gov/11827496/

[2] Schulze MB, et al. Sugar-sweetened beverages, weight gain, and incidence of type 2 diabetes in young and middle-aged women. JAMA. 2004 Aug 25;292(8):927-34.
https://pubmed.ncbi.nlm.nih.gov/15328324/

[3] Choi HK, et al. Dairy consumption and risk of type 2 diabetes mellitus in men: a prospective study. Arch Intern Med. 2005 May 9;165(9):997-1003.
https://pubmed.ncbi.nlm.nih.gov/15883237/

[4] Liu S, et al. A prospective study of dairy intake and the risk of type 2 diabetes in women. Diabetes Care. 2006 Jul;29(7):1579-84.
https://pubmed.ncbi.nlm.nih.gov/16801582/

[5] Jiang R, et al. Nut and peanut butter consumption and risk of type 2 diabetes in women. JAMA. 2002 Nov 27;288(20):2554-60.
https://pubmed.ncbi.nlm.nih.gov/12444862/

[6] van Dam RM, et al. Coffee consumption and risk of type 2 diabetes: a systematic review. JAMA. 2005 Jul 6;294(1):97-104.
https://pubmed.ncbi.nlm.nih.gov/15998896/

[7] Ding M, et al. Caffeinated and decaffeinated coffee consumption and risk of type 2 diabetes: a systematic review and a dose-response meta-analysis. Diabetes Care. 2014 Feb;37(2):569-86.
https://pubmed.ncbi.nlm.nih.gov/24459154/

[8] Iso H, et al. JACC Study Group. The relationship between green tea and total caffeine intake and risk for self-reported type 2 diabetes among Japanese adults. Ann Intern Med. 2006 Apr 18;144(8):554-62.
https://pubmed.ncbi.nlm.nih.gov/16618952/

[9] Yang J, et al. Tea consumption and risk of type 2 diabetes mellitus: a systematic review and meta-analysis update. BMJ Open. 2014 Jul 22;4(7):e005632.
https://pubmed.ncbi.nlm.nih.gov/25052177/

カレーを食べている人は健康？ カレーで考える利益相反

カレーを食べると健康によいって
人から聞いた！

それ、カレー屋さんが言っていない？

科学的根拠があるって聞いたけど、
どうなのかな？

　皆さん、カレーライスはお好きですか？　私は大好きです。そんなカレーについて、ものすごい健康効果があるのはご存知ですか？

　紹介する研究❶は2021年に韓国から発表されたものです。韓国で行われている国民健康栄養調査において2012年から2016年までに調査に参加した人のうちカレーライスの摂取に関する情報があった1万7625人を対象としました。カレーライスの消費量は食事頻度アンケートのデータを用いてカレーライスをほとんど食べない（月1回以下）、ときどき食べる（月2〜4回）、よく食べる（週2回以上）の3つのグループに分けています。

　そして、カレーライスをよく食べる人はそうでない人に比べて、タバコを吸わず、若い女性が多く、高学歴で、既婚者の人数が多く、仕事をしていない人が多く、都市部に住んでおり、世帯月収は低く、適正体重で、定期的に身体活動をし、飲酒の頻度は低いという結果でした。また、総コレステロールの上昇、中性脂肪の上昇、HDL-Cの低下、HbA1cの上昇、および空腹時血糖値の上昇を示した被験者が多く、2型糖尿病、高血圧、脂質異常症、脳卒中、心筋梗塞または狭心症、変形性関節症、関節リウマチ、関節炎、またはうつ病の人が少なかったようです。そして、運

動量や喫煙などのいろいろな要素を修正した結果、カレーを食べる頻度が高いほど、２型糖尿病、高血圧、うつ病が少なくなることがわかりました。

　その理由として、論文ではカレーに含まれる**ウコン（ターメリック）**が関係している可能性が指摘されていて、ターメリックがインスリン分泌をよくして糖尿病をよくしたり、動脈硬化を改善したり、ストレスを改善させたりするところからこの結果につながったのではないかと論じられています。

　カレーは素晴らしい！　糖尿病や高血圧予防にカレーを食べましょう！　と、この本で皆様にお伝えしたところですが、それには２つの大きな問題があります。

　ひとつは、そもそも根拠が乏しいということです。この研究はあくまでもカレーライスを食べた頻度とその時点の病気の有無を評価しています。つまり、血糖値が高い人や血圧が高い人、うつ病の人がカレーライスをあまり食べなかったという逆の可能性が十分あります。実際、カレーライスは、ルーの中の小麦粉、具材のじゃがいもなど血糖値が上がりやすい要素が含まれており、糖尿病の人が避けていた可能性は十分ありそうです。ターメリックの効果につ

いてもほとんどは動物実験で、そもそもすべてのカレーにターメリックが入っているわけではないので、この説明も無理があります。

　もうひとつの問題点ですが、実は私は京都でカレー屋さんを経営しています(PAKUPAKU WINE&CURRY LABORATORY)。「医師が解説！　カレーには健康効果があった！」となると、カレーを食べてみようという人が増えるでしょうが、その人がカレー屋さんを経営しているとなれば、その情報の見方が大きく変わるのではないでしょうか。つまり自分の経営するカレー屋を繁盛させるために、研究の内容を曲解して解説している可能性が出てきます。

　また、紹介したこの研究は私が行った研究ではありませんが、カレー屋を営んでいる医師がカレーの研究を行った場合、その内容について恣意的な要素が含まれないとも限りません。そういったことから近年、医学研究やその公表には医学における利益相反(conflict of interest：COI)を明らかにするべきだという考えが広がってきています[2]。これは医学研究の透明性を明らかにするという観点でも非常に重要で、科学的なエビデンスとは切っても切れない項目です。もちろん、カレー屋をしているからカレーの研究の話をしてはいけない、その話はすべて恣意的な解釈が含ま

れているという話ではありません。多くの医薬品の有効性
や安全性の研究には、その製薬メーカーの資金が使用され
ています。重要なことはこれらの関係について十分に把握
し、加味した上で情報を見る必要があるということです。

参考文献

[1] Nguyen HD, et al. The association between curry-rice consumption and hypertension, type 2 diabetes, and depression: The findings from KNHANES 2012-2016. Diabetes Metab Syndr. 2022 Jan;16(1):102378.
https://pubmed.ncbi.nlm.nih.gov/34974329/

[2] 日本内科学会　医学系研究の利益相反 (COI) に関する共通指針
https://cdn-naikaprod.pressidium.com//wp-content/uploads/2020/04/coi_kaitei2020_4.pdf

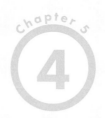

お酒はどこまで健康？

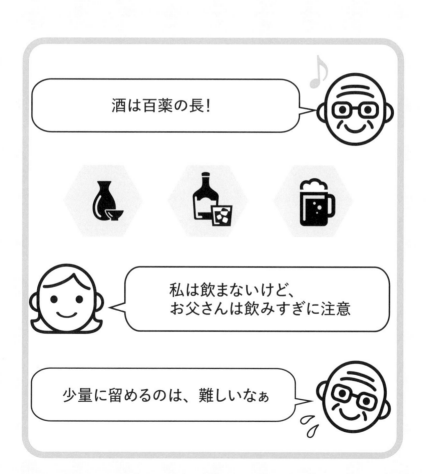

酒は百薬の長！

私は飲まないけど、
お父さんは飲みすぎに注意

少量に留めるのは、難しいなぁ

「酒は百薬の長」という言葉があります。お酒を飲むのは健康によいですよ、という言葉ですが、その後には続きがあります。それは、「すぎたるは百薬の長」ならず、です。つまり適量のお酒が健康によいですが、飲みすぎはよくないですよ、という意味ですね。さて、このことは本当でしょうか？　実際の研究を見ますと、**少量のお酒を飲んでいる人は、「お酒を飲んでいない」か「多量飲酒をしている」人に比べて、心臓病の発症や死亡[1]と糖尿病の発症[2]が少ないとの報告がされています。**

　おお！　実際に言葉のとおりですね！

　ただし、「4-9.がん予防に大切なこと」で解説した通り、お酒は口腔がんや食道がんを筆頭に数多くの種類のがん(喉頭がん、大腸がん、胃がん、肝臓がん、胆嚢がん、膵臓がん、肺がん)のリスクを上げることも報告されています[3]。また飲酒量が増えればその分リスクも上がりますので、やはり多量に飲むのはどちらにせよよくありません。

　ここでの飲酒量というのは「エタノール換算量(g)」という単位で考えます。例えばアルコール度数15％のワイン500mℓのエタノール換算量は500mℓ×15％×0.8(エタノールの質量)＝60g、となります。ですので、アルコール度数の高いお酒の場合はエタノール換算量が大きくなる、と

いうことになります。ただ、アルコール度数が少ないビールは飲酒量が増えがちですので、アルコール度数が低ければ問題ないというわけではありません。

お酒の1単位（純アルコールにして20g）			
ビール	（アルコール度数5度）なら	中びん1本	500㎖
日本酒	（アルコール度数15度）なら	1合	180㎖
焼酎	（アルコール度数25度）なら	0.6合	約110㎖
ウイスキー	（アルコール度数43度）なら	ダブル1杯	60㎖
ワイン	（アルコール度数14度）なら	1／4本	約180㎖
缶チューハイ	（アルコール度数5度）なら	ロング缶1缶	500㎖

アルコール量の計算式　お酒の量（㎖）×[アルコール度数（%）÷100]×0.8
例）ビール中びん1本 500×[5÷100]×0.8＝20

出所：https://www.arukenkyo.or.jp/health/base/index.html

　日本においてはエタノール換算量20gをお酒の1単位としています。厚生労働省が打ち出した生活習慣の改善のために行っている健康日本21 4 では具体的な量として、1日当たりのエタノール換算量が男性2単位以上、女性1単位以上を「生活習慣病のリスクを高める量」としています。女性の方が男性よりもアルコールによる健康被害が起きやすいと言われていますが、これは女性の体格の小ささ、体の水分量、アルコール脱水素酵素の力などが関係しているとされています 5 。

ここで皆さんが知りたいのは少量のお酒は本当に健康なのか、つまり少量のお酒はお酒を飲まないより果たして健康によいのか、ということですよね？　さて、先ほどの上限の量については2つの研究[1,2]をもとにしているデータでして、これ以上飲むと心臓病や糖尿病を引き起こしやすくなるという量です。しかし、お酒による健康被害というのはこれらの病気だけではなく、例えば酔って転倒したりすることによる事故などもお酒による健康被害のひとつです。ですので、お酒の健康への影響というものは年齢によっても大きく変わるだろうと予想されます。その疑問に答える研究が2022年に報告されています[6]。

　1990年から2020年までの15〜95歳、204の国を調査しています。ここでは「アルコールによってもっとも健康効果がある量」と「飲まない人と健康効果が変わらない量（これ以上飲むと危険な量）」を推定しています。

　結果、どちらも若い人ほど少なく、高齢者ほど多いという結果でした。若い人が安全な飲酒量が少ないのは、お酒によるケガや交通事故の頻度が高齢者よりも高いからです。これらは地域によっても変わるのですが、日本でも同様の結果です。

　具体的な健康効果が得られる最大のお酒の量は60歳以上の場合１日５〜7.5gでした。ビールで言うと350㎖缶の半分、ワインで言うとグラス１杯程度となります。

　また、これ以上飲んだら健康効果が失われる量としては60歳代で約22g、70歳代で30g、80歳以上で約45gでした。さきほどの健康日本21では男性40g、女性20gですので男性なら75歳以上、女性なら60歳以上の場合なら飲まない人よりもリスクは高くないということになります。どうでしょうか、思ったより少ないですよね。ちなみに40歳未満の男性に関しては健康上のメリットはないという結果でした。

　まだ、国の基準は変わっていませんが、今後はまた改定される可能性はありそうです。
　少なくとも、「健康のためにお酒を少し飲みましょう」ということではありませんので、注意が必要ですし、高齢者の飲酒後の転倒も骨折など大きなケガにつながる恐れがあるので、飲まれる場合も適切な量を心がけましょう。

参考文献

[1] Roerecke M, et al. The cardioprotective association of average alcohol consumption and ischaemic heart disease: a systematic review and meta-analysis. Addiction. 2012 Jul;107(7):1246-60.
https://pubmed.ncbi.nlm.nih.gov/22229788/

[2] Li XH, et al. Association between alcohol consumption and the risk of incident type 2 diabetes: a systematic review and dose-response meta-analysis. Am J Clin Nutr. 2016 Mar;103(3):818-29.
https://pubmed.ncbi.nlm.nih.gov/26843157/

[3] Bagnardi V, et al. Alcohol consumption and site-specific cancer risk: a comprehensive dose-response meta-analysis. Br J Cancer. 2015 Feb 3;112(3):580-93.
https://pubmed.ncbi.nlm.nih.gov/25422909/

[4] 厚生労働省　健康日本 21（第二次）におけるアルコール対策
https://www.e-healthnet.mhlw.go.jp/information/alcohol/a-06-002.html

[5] Frezza M, et al. High blood alcohol levels in women. The role of decreased gastric alcohol dehydrogenase activity and first-pass metabolism. N Engl J Med. 1990 Jan 11;322(2):95-9.
https://pubmed.ncbi.nlm.nih.gov/2248624/

[6] GBD 2020 Alcohol Collaborators. Population-level risks of alcohol consumption by amount, geography, age, sex, and year: a systematic analysis for the Global Burden of Disease Study 2020. Lancet. 2022 Jul 16;400(10347):185-235.
https://pubmed.ncbi.nlm.nih.gov/35843246/

腸活で健康になれるのか？

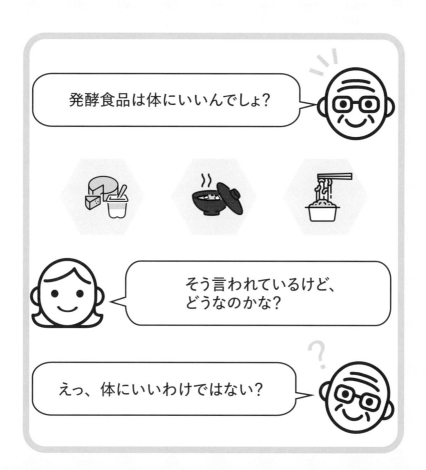

腸活という言葉が話題になっています。要するに「腸によい生活を行いましょう」というお話です。意外に思うかもしれませんが、**腸の中というのは体の外**という見方ができます。人間の消化管は口から肛門まで一本道で、ちくわのような状態です。そのちくわの穴の中はちくわから見ると外になりますね。そして、人間の身体は外界と接するところには細菌叢と呼ばれる細菌の塊があり、例えば皮膚には細菌が常にいて、外界からのバリアの機能を果たしています。

　腸の中にもそのような細菌叢が存在し、腸内細菌(叢)と呼ばれています。他の細菌叢の中で最もたくさんの種類と数が存在し、300～1000種類で1gあたり1兆個の細胞がいるとされています[1]。これらの細菌のほとんどは嫌気性菌と呼ばれる酸素を必要としない細菌たちで、酸素の届きにくい腸の中でも増えることができます。また、腸内細菌は離乳したぐらいの時期に確立され、食事や抗生物質などから影響を受けなければ、かなり安定している存在と言われています[2]。

　この腸内細菌はこれまで体の中で外界からのバリアの役割をしているだけだと思われていましたが、近年いろいろな役割があることがわかってきました。

　例えば腸内細菌は食物繊維を発酵などによって処理し、脂肪酸などを作成することによってエネルギー源にします❸。また、腸の発達に関係し、人間のためにビタミンをつくったり、ホルモンをつくったりもします❹。

　なかなか研究が難しく、近年まであまりよくわかっていないことが多くありました。また、細菌以外にもウィルスや真菌なども存在するとされていますが、未だ詳細はわかっていません。つまり、現時点でも未知の部分が多いお話でもあります。

　そんな腸内細菌ですが、先述した通り、抗生物質や食事などの影響で腸内細菌に変化があり、それが病気の原因となることがあります。もっとも有名なのは**クロストリジウム・ディフィシル感染症**という病気です。**この感染症は抗生物質によって腸内細菌叢が破壊されることにより、クロストリジウム・ディフィシルという通常はわずかしかいない細菌が増殖することで発症します。**腸内細菌叢ではさまざまな細菌がバランスをとっており、それが崩れてしまうことでこのような感染症が発症するのです。また、腸以外の疾患を持つ人が健康な人と比べて特徴的な腸内細菌叢をしていることがわかっています。

実は私も以前大学院生の時にこのことについて研究していたのですが、２型糖尿病患者さん97名と健康な人97名を比べた結果、２型糖尿病患者さんにはアクチノバクテリア門という細菌が非常に豊富でしたが、バクテロイデス門はそれほど豊富ではありませんでした[5]。また、肥満と腸内細菌の関係についても知られており、肥満である人は健常な人と比べて、ファーミキューティス門が増加しており、バクテロイデス門が減少しています[6]。そのため、この**ファーミキューティス門はデブ菌、バクテロイデス門はヤセ菌**と呼ばれることもあります。これらの菌の増減は肥満者が減量することで逆転し、リバウンドすることでもとに戻るとされています[6]。

　さて、先ほどお話ししていた腸内細菌と肥満の関係についてですが、マウスにおいて肥満マウスの腸内細菌を痩せたマウスへ投与した研究があります。その研究によると肥満マウスの腸内細菌を移植された痩せたマウスは食事量が少ないにもかかわらず、体脂肪量が増えることが判明しました[7]。これらのことから痩せた人の腸内細菌を太った人に投与することで肥満が改善されるのではないかと考えられているのですが、残念ながら人を対象としてこれを示した研究は存在しません。例えばフィンランドで平均BMIが42.5kg/㎡とかなり肥満度が高い人を対象に行われた研

究を紹介します。痩せた人の腸内細菌を投与することによる減量効果を検証した結果、腸内細菌の投与を受けた人と受けていない人の体重変化の差はありませんでした[8]。

　また、そこまでではなくても、プロバイオティクスと呼ばれるビフィズス菌や乳酸菌など「菌を腸に届ける」サプリやお薬、ヨーグルトなどの発酵食品が肥満に対して有効であるという研究結果は未だありません[9]。そもそも肥満者と健常者の腸内細菌の違いは肥満の原因なのか結果なのかわかっていない[10]上に糞便移植ですら効果を得られていないので、食事などで腸内細菌を調整するだけで肥満を解消するというのはかなり無理があります。

　そして、**発酵食品を食べることで健康的な生活が送れ、死亡率が下がるというような結果を示した研究もありません。**むしろ、発酵食品は発酵過程に伴う腐敗を防ぐため塩分が多い食品も多いため、そういった食品は食べすぎないように注意が必要です。

参考文献

[1] Guarner F, et al. Gut flora in health and disease. Lancet. 2003 Feb 8;361(9356):512-9.
https://pubmed.ncbi.nlm.nih.gov/12583961/

[2] Eckburg PB, et al. Diversity of the human intestinal microbial flora. Science. 2005 Jun 10;308(5728):1635-8.
https://pubmed.ncbi.nlm.nih.gov/15831718/

[3] Tremaroli V, Bäckhed F. Functional interactions between the gut microbiota and host metabolism. Nature. 2012 Sep 13;489(7415):242-9.
https://pubmed.ncbi.nlm.nih.gov/22972297/

[4] Sherwood, Linda; Willey, Joanne; Woolverton, Christopher (2013). Prescott's Microbiology (9th ed.). New York: McGraw Hill. pp. 713–21.

[5] Hashimoto Y, Osaka T, et al. Intake of sucrose affects gut dysbiosis in patients with type 2 diabetes. J Diabetes Investig. 2020 Nov;11(6):1623-1634.
https://pubmed.ncbi.nlm.nih.gov/32412684/

[6] Mathur R, Barlow GM. Obesity and the microbiome. Expert Rev Gastroenterol Hepatol. 2015;9(8):1087-99.
https://pubmed.ncbi.nlm.nih.gov/26082274/

[7] Turnbaugh PJ, et al. An obesity-associated gut microbiome with increased capacity for energy harvest. Nature. 2006 Dec 21;444(7122):1027-31.
https://pubmed.ncbi.nlm.nih.gov/17183312/

[8] Lahtinen P, et al. Effectiveness of Fecal Microbiota Transplantation for Weight Loss in Patients With Obesity Undergoing Bariatric Surgery: A Randomized Clinical Trial. JAMA Netw Open. 2022 Dec 1;5(12):e2247226.
https://pubmed.ncbi.nlm.nih.gov/36525272/

[9] Rosenbaum M, et al. The gut microbiota in human energy homeostasis and obesity. Trends Endocrinol Metab. 2015 Sep;26(9):493-501.
https://pubmed.ncbi.nlm.nih.gov/26257300/

[10] Tagliabue A, Elli M. The role of gut microbiota in human obesity: recent findings and future perspectives. Nutr Metab Cardiovasc Dis. 2013 Mar;23(3):160-8.
https://pubmed.ncbi.nlm.nih.gov/23149072/

コツコツ運動？
週末だけ運動？
どっちがよい？

コツコツ運動するのは難しいなぁ

 最近の研究では
まとめてやるのでも、いいらしいよ

とにかくやることが大切なんだね

運動にしろなんにしろ、コツコツ続けることはとても根気のいる難しいことです。夏休みの宿題も最終日にまとめてやる人もいらっしゃったのではないでしょうか。運動に関しても毎日継続してすることが大切だという考え方があります。実際、アメリカ糖尿病学会の運動療法のガイドライン[1]で有酸素運動の項目には**「少なくとも週3日以上、中強度（150分以上）か高強度（75分以上）の身体活動を連続して2日以上運動しない日をつくらないこと」**となっています。ここではコツコツ運動について掘り下げていきます。

　さて、こまめの運動のメリットはなんでしょうか。これはズバリ、血糖値です。運動することによってインスリンが効きやすくなり血糖値が下がるという効果は長続きせず、1、2日ほどでなくなってしまうため、**血糖値を下げるための運動としてはまとめてやるよりもコツコツするほうがよさそうと言われています。**とくに食事との関係は重要で、糖尿病をもっている人を対象とした研究ではないですが、食前よりも食後の運動の方が血糖値を下げる効果は高かったとされています[2]。そのため、糖尿病に限定しないWHOの身体活動に関するガイドライン[3]ではこの「2日以上運動しない日をつくらないこと」という文言はありません。しかし、長らくこまめに運動したほうがよいのでは

ないかというイメージが残っていました。

　それに対するひとつの答えとして報告されたのが、2022年に発表された研究です[4]。この研究では35万978人のアメリカの成人に対して自己申告の中等度強度以上の運動の量と死亡率について1週間のうちどのようなパターンで実施されたのかも含めて検討されています。具体的には週3回以上の運動と週2回以下の運動の2パターンに分けています。約10年間の観察の結果、運動トータルの量が変わらなければ、週3回以上の運動でも週2回以下の運動でもその効果(すべての原因による死亡率の低下、心血管病とがんによる死亡率の低下)には変わりがなかったのです。つまり、**同じ量の運動量であれば、毎日コツコツやろうが、集中してまとめて実施しようが効果が変わらない可能性があるという重要な結果です。**

　また、先述の研究はいわゆる中等度以上の運動の量の話ですが、もう少しライトな運動であるウォーキングについて、週末しかしなくてもメリットがあるのではないかという話があります。それは2023年に日本から発表された研究[5]です。アメリカの成人3101人について、週に8000歩以上を歩いた日数(0日、1〜2日、3〜7日)によってグループ化を行い、10年間における全ての原因による死亡

率と心血管病による死亡率について評価しました。その結果、8000歩以上歩いた日が1日も達成しなかった人に比べて、週に1〜2日でも8000歩以上を達成した日がある人で死亡リスクが14.9％低く、週3日以上で16.4％低かったということでした。またこの8000歩という基準についてはその値を6000歩〜1万歩まで変えたとしても結果は変わらなかったということです。

　普段は仕事で忙しい人、梅雨時などで雨が多くてなかなか外に行けない時、**身体に少し負担がかかるような中等度以上の運動の場合は1週間分をまとめて実施しても普段と変わらない健康効果を得ることができますし、ウォーキングについては週1〜2日でも8000歩以上歩くことで大きく死亡リスクを減らすことができますので、コツコツしないと意味がない！**　ということはなさそうです。できる日があれば身体を動かしましょう。

参考文献

[1] ElSayed NA, et al. 5. Facilitating Positive Health Behaviors and Well-being to Improve Health Outcomes: Standards of Care in Diabetes-2023. Diabetes Care. 2023 Jan 1;46(Supple 1):S68-S96.
https://pubmed.ncbi.nlm.nih.gov/36507648/

[2] Solomon TPJ, et al. Immediate post-breakfast physical activity improves interstitial postprandial glycemia: a comparison of different activity-meal timings. Pflugers Arch.
2020 Feb;472(2):271-280.
https://pubmed.ncbi.nlm.nih.gov/31396757/

[3] WHO 身体活動・座位行動ガイドライン
https://apps.who.int/iris/bitstream/handle/10665/337001/9789240014886-jpn.
pdf?sequence=151&isAllowed=y

[4] Dos Santos M, et al. Association of the "Weekend Warrior" and Other Leisure-time Physical Activity Patterns With All-Cause and Cause-Specific Mortality: A Nationwide Cohort Study.
JAMA Intern Med. 2022 Aug 1;182(8):840-848.
https://pubmed.ncbi.nlm.nih.gov/35788615/

[5] Inoue K, et al. Association of Daily Step Patterns With Mortality in US Adults. JAMA Netw Open. 2023 Mar 1;6(3):e235174.
https://pubmed.ncbi.nlm.nih.gov/36976556/

Chapter 5

肉体労働は運動に
カウントしない

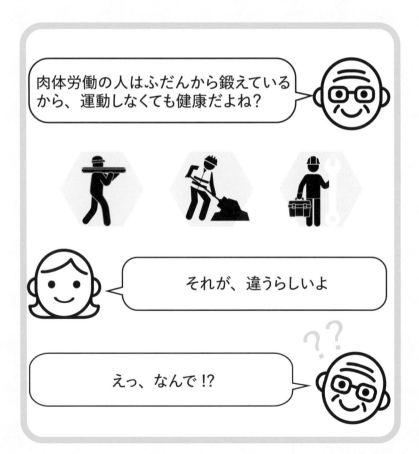

肉体労働の人はふだんから鍛えている
から、運動しなくても健康だよね?

それが、違うらしいよ

えっ、なんで!?

　身体を動かすことは健康的です、座っている時間が長いと不健康です、ということについてここまででお話ししてきました。こういった話は一般の企業なんかでも知られてきており、「スタンディングミーティング」と言って会議を立ったまま行うことのメリットのひとつとして「健康的である」ということが取り上げられています。他にもバランスボールなど座っている状態でお腹や腰に力が入るようなものや、スタンディングデスクと言って立ったまま仕事をする机などが健康グッズの一種として販売されています。さて、これらの方法は本当に健康的なのでしょうか？

　その問いに対するダイレクトな答えではないのですが、身体を動かす理由について健康上の効果に違いがあるのかについて調べられた研究[1]があります。ここではそれについて解説します。

　コペンハーゲンの一般人口調査に2003〜2014年に登録されていた人をその後どういった病気になったり亡くなったりするかを中央値で10年間追いかけた研究です。20〜100歳の10万4046人がこの研究に参加しています。この中で身体活動を余暇と仕事上に分けて確認し、心血管イベント（心筋梗塞、脳卒中、及びそれによる死亡）及び死亡と関連が見られたのかを調べました。

余暇の身体活動は以下の4段階で評価しました。

①ほぼ完全に座っているか、週に2時間未満の軽い身体活動

②週に2〜4時間の軽い身体活動

③週に4時間以上の軽い身体活動、または週に2〜4時間の激しい身体活動

④週に4時間以上の激しい身体活動、または週に数回の定期的な激しい運動または競技スポーツ

仕事上の身体活動は以下の4段階で評価しました。

①主に座り仕事

②座りっぱなしまたは立ち仕事、時には歩き仕事

③ウォーキング、時には持ち上げ作業

④重労働

結果ですが、中央値10年間で7913人が心血管イベントを起こし、9846人が亡くなりました。そして年齢や性別、糖尿病、高血圧症、アルコール摂取量など心血管イベントや死亡に影響する要素を調整したとしても、余暇の身体活動が一番少ない人に比べて、多い人は心血管イベントを15%減らし、死亡率を40%減らしましたが、仕事の身体活動が一番少ない人に比べて、多い人は心血管イベントを35%増やし、死亡率を27%増やしました。つまり、**余暇**

の運動はすればするほど健康的でありましたが、仕事の運動はすればするほど不健康であったということです。また、この結果は結婚の有無や世帯収入、職業などで調整しても同様の傾向でした。

　この結果については、いつでも休んだりできる余暇での身体活動と違って、仕事上の身体活動は主に短い動作の繰り返しの負荷がかかり、十分な回復時間がとれなかったりする点で性質が異なるのではないか、とされています。さらに、重労働者はとくに心理的要因（夜勤や騒音や大気汚染などの環境ストレス要因など）にさらされる可能性があり、それらも健康への悪影響に繋がっているのではないかと考えられます。

　また、この結果は今までの研究結果では見られていないことでして、歴史的には仕事上の身体活動は心血管リスクを減らすとされてきました[2]。そのため、WHOをはじめ各国のガイドラインでは「体を動かすことは余暇や仕事で分けずによい」とされています。今後はこれが変わってくるかもしれません。

　ただ、この結果を見る上での注意点として、肉体労働であっても余暇の運動であっても、エネルギーの消費には変

わりないので、肉体労働を中止すれば体重が増える可能性があり、現時点で肉体労働をやめれば健康になるかどうかまでははっきりしていません。現時点で言えることとしては、**運動による健康効果を得るためには休みの日に余暇としての運動をしたほうがよいだろうということです。**重労働な環境で働いている人は十分な休息や腰痛などの予防の他、休みの運動も考慮してください。

参考文献

[1] Holtermann A, et al. The physical activity paradox in cardiovascular disease and all-cause mortality: the contemporary Copenhagen General Population Study with 104046 adults. Eur Heart J. 2021 Apr 14;42(15):1499-1511.
https://pubmed.ncbi.nlm.nih.gov/33831954/

[2] Morris JN, et al. Coronary heart-disease and physical activity of work. Lancet. 1953 Nov 28;262(6796):1111-20; concl.
https://pubmed.ncbi.nlm.nih.gov/13110075/

お酢を飲んだら
健康になるのか？

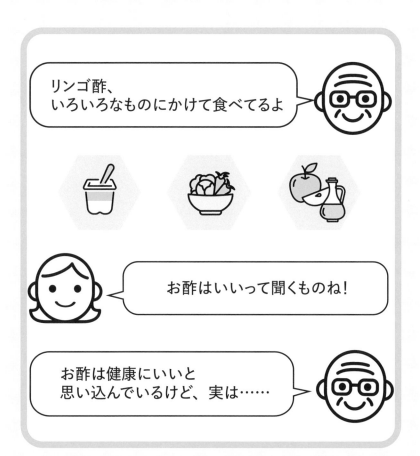

> リンゴ酢、
> いろいろなものにかけて食べてるよ

> お酢はいいって聞くものね！

> お酢は健康にいいと
> 思い込んでいるけど、実は……

お酢は健康的によいという話はよく耳にします。実際、「健康のためにお酢を飲んでいます」とお話される人もいらっしゃいます。その効果はどのようなものなのでしょうか。それについて解説していきます。

　リンゴ酢の研究効果に対する複数の研究をまとめた報告 [1] では人間を対象に行われた13件の研究と動物を対象に行われた 12 件の研究を含んだ487件の研究についてまとめられています。そこではリンゴ酢の効果について①胃の動きがゆっくりになる、②食後の満腹感が増し、エネルギー摂取量が減る、③2糖分解酵素の活性を阻害する、④AMPK経路の活性化、⑤インスリン分泌の増加の５つがあるとされています。③の2糖分解酵素が阻害されると糖の分解がゆっくりになり、吸収が遅くなることで血糖値の上昇が抑えられます。また、④のAMPK経路も活性化することでインスリンの効きがよくなり、血糖値が下がりやすくなると言われています。ただ、この内、①と②はヒトを対象とした研究で、③、④、⑤は動物を対象とした試験で行われています。

　この胃の動きをゆっくりするということはリンゴ酢の中の酢酸やクエン酸などの有機酸が関係していることは古くから知られていますが、小腸の酸のセンサーを刺激するこ

とによるようです[2]。2007年に報告された1型糖尿病の人10名を対象とした試験[3]ではミルク粥300gと水200㎖もしくはミルク粥300gと水200㎖にリンゴ酢30㎖の2種類をとってもらって、超音波で評価した胃排出率の違いについてみています。水やリンゴ酢についてはミルク粥をとる前に飲んでいます。その結果、リンゴ酢の方が胃の動きがわずかではありますが、有意に落ちていました。胃の動きが遅くなると血糖値が上がりにくくなります。そういったことからリンゴ酢が血糖値を下げる効果については複数の研究で報告されています。そして、こういった胃の動きがゆっくりになるということは満腹感を得やすいということに繋がっていきます。

　お酢の効果として人間の身体に確からしい影響として考えられるのはこの点のみで、その他のことがどれぐらい人体に影響を与えているのかどうかについてははっきりしていません[1]。そして、血糖値への影響を示した試験ではほとんどの試験でお酢を食事の前に20〜40㎖飲んでいます。それ以外の飲み方などについての効果ははっきりしていませんし、適切な量についてもはっきりしていません。加えて長期間、お酢を飲むことによってどのような健康上のメリットがあるかという点については研究が行われていません。これは運動などとは違っている点です。運動は実施す

ることによる短期的な影響と長期的な影響のどちらも明ら
かになっています[4]。

　また、胃の動きがゆっくりになり、満腹感が出れば、食
事量が減り、体重が減るでしょう。もし、太っている人が
そのように体重が減れば肥満が原因で起きている脂質異常
症や高血圧症についても改善が期待できるでしょう。塩分
摂取量が減ることなども影響しますが、高血圧症について
は４つの研究をまとめた分析で、お酢による血圧低下効果
について報告されています[5]。しかし、この研究の対象者
は肥満者がほとんどですので全ての人に当てはまるかどう
かはわかりません。

　お酢の健康効果を理解する上で最も大切なことはこれら
研究の質のほとんどが低いという点です。具体的にはこれ
らの研究を行う上で必要な設定が不足していたり、推奨事
項を実施していなかったり、利益相反の関係が存在したり、
と結果そのものの信頼性が低い点が指摘されています[1]。
また、動物実験に至っては人間が飲むよりも遥かに多い量
であることからその点にも注意が必要です。

　そういったことから各国のガイドラインでも「健康のた
めにお酢を飲むことをすすめます」という記載はありませ

ん。現時点で健康効果を示すだけの十分な根拠はないです。一部の太っている人は食欲が落ちて、食事量が減れば、健康効果を得られる可能性があります。また、副作用としては下痢やげっぷ、おならなどの頻度が増えたりすると言われていますので、飲むなら1日30mℓほどとし、**食事と合わせるか原液で飲まずに薄めるなどが提案されています**[3]。

　お酢に過剰な期待はせず、すでに有効であることが明らかであることを優先して、その上で検討するのがよいと思います。好きで食べたり飲んだりする分には問題ありませんので、食事を豊かにするひとつとして楽しんでください。

参考文献

[1] Launholt TL, et al. Safety and side effects of apple vinegar intake and its effect on metabolic parameters and body weight: a systematic review. Eur J Nutr. 2020 Sep;59(6):2273-2289.
https://pubmed.ncbi.nlm.nih.gov/32170375/

[2] Hunt JN, Knox MT. The slowing of gastric emptying by nine acids. J Physiol. 1969 Mar;201(1):161-79.
https://pubmed.ncbi.nlm.nih.gov/5773550/

[3] Hlebowicz J, et al. Effect of apple cider vinegar on delayed gastric emptying in patients with type 1 diabetes mellitus: a pilot study. BMC Gastroenterol. 2007 Dec 20;7:46.
https://pubmed.ncbi.nlm.nih.gov/18093343/

[4] WHO 身体活動・座位行動ガイドライン
https://apps.who.int/iris/bitstream/handle/10665/337001/9789240014886-jpn.pdf?sequence=151&isAllowed=y

[5] Shahinfar H, et al. Dose-dependent effect of vinegar on blood pressure: A GRADE-assessed systematic review and meta-analysis of randomized controlled trials. Complement Ther Med. 2022 Dec;71:102887.
https://pubmed.ncbi.nlm.nih.gov/36152934/

糖質制限の本当と嘘

最近は糖質制限ダイエットが
主流になっているね

私も、炭水化物は控えている

でも、そのメリットとデメリットは
考えたことなかったなぁ

　糖質制限については多くの書籍が出版されています。そしてその多くの書籍において、糖質制限がダイエットによいと書かれています。それは事実でしょうか。

　まず、糖質制限食のお話をする上で糖質制限とは何を指すのかについて確認しておきましょう。実際、「糖質制限」という言葉にはかなり幅があります。

　論文では炭水化物の摂取量が総カロリーの何％なのかもしくは何グラムという記載がされていますが、研究によってそれぞれは異なります。例えば炭水化物を総カロリーの50％以下に制限した研究で得られた結果と10％未満に制限した研究で得られた結果は、それぞれ別の解釈が必要です。つまり、実際糖質制限には明確な定義がなく、かなり幅広い概念なのです。

　また、令和元年の国民健康栄養調査によると現在20歳以上の日本人における総カロリーに対する炭水化物の平均の割合は56.4％です■。糖質制限食の研究において、糖質制限の効果を説明するために比較される対象の食事が高炭水化物食であることがあります。その場合、「糖質制限食は〇〇というメリット/デメリットがある」というのは正確には、「高炭水化物食と比べて」という文言がつきます。

ということは今我々が食べている普段の食事との比較では
ないのです。つまり、単純にいま食べている食事から、糖
質制限食に変えたところで、その効果は得られるかはわか
りません。

　炭水化物といっても、ぶどう糖や果糖などの単糖類と呼
ばれるものから、でんぷんなどの多糖類、こんにゃくや寒
天に含まれるグルコマンナンやアガロースなどの食物繊維
まであり、そのどれの話をしているのか、ということも重
要です❷。

　たとえば17件のコホート研究に含まれた3万8253人を
まとめた報告❸では砂糖入り飲料の摂取量が多いほど糖尿
病の発症率が高くなるとされている一方、11件のコホー
ト研究に含まれた44万669人をまとめた研究❹では高炭
水化物食と比べて、低炭水化物食は糖尿病の発症に差はな
いことが報告されています。つまり、単糖、2糖類は糖尿
病のリスクである一方、炭水化物全体で考えると糖尿病の
リスクではないということです。ただ、このような複数の
研究をまとめた報告では先述のように低炭水化物食・高炭
水化物食の定義がそれぞれの研究でバラバラであることに
注意が必要です。

　さて、糖質制限食が痩せるのかどうかですが、まず根本的に、**痩せるためには摂取エネルギーが消費エネルギーより少なくなる必要があります**[5]。現時点でこれを覆して痩せる方法を示した報告はありません。ですので、糖質さえとらなければ他は何をどれだけ食べても太らないなどの言説がしばしば見られますが、残念ながら根拠のない言説となります。

　逆に言えば、糖質制限をすることで摂取エネルギーが減り、消費エネルギーより少なくなれば体重は減るということになります。実際、多くの研究において糖質制限で体重減少が見られています。例えば炭水化物を制限する食事の効果を検証するために複数の研究をまとめて分析された研究[6]では炭水化物制限によって体重減少が見られています。しかし、バランスのとれた食事と比較した対照群と比べると、炭水化物制限との差はなく、どちらも体重減少の程度は同様でした。

　また、肥満の成人811人にたんぱく質、脂質、炭水化物のエネルギーバランスを異なる4種類にランダムに振り分けて2年間の体重減少量を評価した研究[7]では、結果、**どのパターンの食事でも体重減少量は変わらず、食事のバランスより摂取エネルギー量を減らすことの重要性が大切で**

あることが示されています。ちなみに炭水化物に関しては総エネルギーの65%と35%の比較がされましたが、体重減少量は同様でした。

　低炭水化物食は他の減量より短期間で結果が出やすい可能性が報告されています。63人の肥満成人を低炭水化物食もしくは従来の食事療法にランダムに振り分けて1年間追跡した研究[8]では最初の6カ月間、普通の食事療法より大幅な体重減少をもたらしましたが、1年後にはその差がなくなっています。逆に言えば、短時間で痩せたい人には低炭水化物食が他の食事よりも有利な可能性があります。

　また、炭水化物を減らすということは説明がしやすいという点もメリットがあります。定食屋ではご飯の量を減らせばいいわけですし、外食でも麺類なら量を調整しやすいです。また、間食についても高カロリーなものは炭水化物が多いものが多く、その点も説明がしやすいです。

　長期間、炭水化物が少ない食事をとることが健康によくないとされる研究もあります。45〜64歳の成人1万5428人を食事の内容と死亡率の関係について25年間観察した研究において、炭水化物の摂取量は多くても少なくてもよくないことが報告されています[9]。また、43万2179人を

まとめて解析した結果でも低炭水化物消費(＜40%)と高炭水化物消費(＞70%)の両方が、適度な摂取(50〜55％)よりも、死亡リスクが高いことが報告されています。ただ、**子羊、牛肉、豚肉、鶏肉などの動物性たんぱく質と脂肪を中心にした低炭水化物の食事パターンでは死亡率が高く、ナッツや野菜などの植物性由来のたんぱく質と脂肪を摂取する場合は死亡率が低い傾向にあり、低炭水化物食については炭水化物以外の食事の内容が重要であることが考えられています。**また、高コレステロール血症の人に低炭水化物食か低脂肪食を半年間続けた研究において、低脂肪食と比べて、低炭水化物食では便秘、頭痛、口臭、筋肉のけいれん、下痢、全身脱力感などが多かったということが報告されています[10]。

　体重を減らす場合は糖質制限食(低炭水化物食)のメリットとデメリットを理解してうまく使っていきましょう。

参考文献

1 令和元年 国民健康栄養調査
https://www.mhlw.go.jp/content/000710991.pdf

2 公益財団法人 長寿科学振興財団 健康長寿ネット 三大栄養素の炭水化物の働きと1日の摂取量
https://www.tyojyu.or.jp/net/kenkou-tyoju/eiyouso/tansuikabutsu.html

3 Imamura F, et al. Consumption of sugar sweetened beverages, artificially sweetened beverages, and fruit juice and incidence of type 2 diabetes: systematic review, meta-analysis, and estimation of population attributable fraction. BMJ. 2015 Jul 21;351:h3576.
https://pubmed.ncbi.nlm.nih.gov/26199070/

4 Hiroshi N, et al. Long-term Low-carbohydrate Diets and Type 2 Diabetes Risk: A Systematic Review and Meta-analysis of Observational Studies. Journal of General and Family Medicine. 2016 17;1 60-70
https://www.jstage.jst.go.jp/article/jgfm/17/1/17_60/_article/-char/ja/

5 日本肥満学会 肥満症診療ガイドライン2022
http://www.jasso.or.jp/contents/magazine/journal.html

6 Naude CE, et al. Low carbohydrate versus isoenergetic balanced diets for reducing weight and cardiovascular risk: a systematic review and meta-analysis. PLoS One. 2014 Jul 9;9(7):e100652.
https://pubmed.ncbi.nlm.nih.gov/25007189/

7 Sacks FM, et al. Comparison of weight-loss diets with different compositions of fat, protein, and carbohydrates. N Engl J Med. 2009 Feb 26;360(9):859-73.
https://pubmed.ncbi.nlm.nih.gov/19246357/

8 Foster GD, et al. A randomized trial of a low-carbohydrate diet for obesity. N Engl J Med. 2003 May 22;348(21):2082-90.
https://pubmed.ncbi.nlm.nih.gov/12761365/

9 Seidelmann SB, et al. Dietary carbohydrate intake and mortality: a prospective cohort study and meta-analysis. Lancet Public Health. 2018 Sep;3(9):e419-e428.
https://pubmed.ncbi.nlm.nih.gov/30122560/

10 Yancy WS Jr, et al. A low-carbohydrate, ketogenic diet versus a low-fat diet to treat obesity and hyperlipidemia: a randomized, controlled trial. Ann Intern Med. 2004 May 18;140(10):769-77.
https://pubmed.ncbi.nlm.nih.gov/15148063/

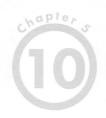

朝ごはんは
食べた方がよい？

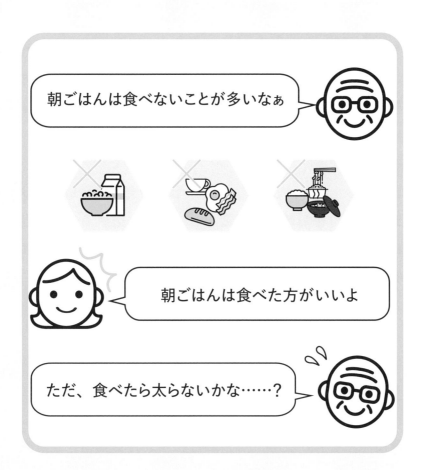

朝ごはん、しっかり食べていますか？「朝ごはんを食べないと健康に悪い」ということは以前からよく聞いたことがあるかと思います。これについて具体的に解説していきます。

　朝食を抜くことと健康との関係に関する質の高い研究は多く存在します。まず紹介するのは40〜75歳のアメリカ成人6550人の朝食抜きと心血管病及び全ての原因による死亡についての調査について2019年に発表されました**1**。このうち5.1％が全く朝食を摂取せず、10.9％がほとんど朝食を摂取せず、25.0％がときどき朝食を摂取し、59.0％が毎日朝食を摂取していました。年齢、性別、人種/民族、社会経済的地位、食事とライフスタイルの要因、BMI、心臓血管の危険因子で調整した後、**朝食を全く摂取しなかった参加者は毎日朝食を摂取する参加者と比べて心血管病による死亡率は1.87倍、全ての原因に死亡については1.19倍高かったことがわかりました。**

　また、朝食抜きと糖尿病の関係について評価した8件の研究から10万6935人をまとめて分析した研究では、**朝食を抜いていると糖尿病のリスクが1.2倍高かった**と報告されており**2**、朝食抜きと肥満について評価した45件の観察研究をまとめて分析した報告**3**では、**1週間当たりの朝**

食摂取頻度が低い人は高い人と比べて1.48倍肥満の頻度が高かったとされています。他にも朝食抜きの人には高血圧症の人が多いという報告4もあります。ただ、それだけでなく、朝食を抜く人は喫煙者である可能性が高く、飲酒量が多く、甘いジュースを飲む量が多く、運動量が少なく、睡眠の質が低下しており、一般的な健康認識、活力、社会的機能、感情的役割、メンタルヘルス、及び総合的な健康状態などが悪いと言われています5。朝食を抜くのが悪いのか朝食を抜いていた生活をしている人の他の生活が悪いのかがは っきりしていないのです。

　そして、朝食を食べるとダイエットになるかどうかについてはよくわかっていません。肥満である23人の成人に「必ず朝食を食べる」もしくは「必ず食事を食べない」のどちらかのみを守ってもらい、他は自由に6週間生活をして体重の変化などを評価して研究6では、朝食を食べた人と食べていない人で体重の変化量に違いはなく、どちらも増加していました。また同様に肥満成人309人に対して、「一般的な食事指導」「毎日10時に朝ごはんを食べる」「毎日11時までは食事をとらない」の3つの方法を16週間過ごしていただき体重の変化を見た研究では、3つの方法で体重の変化量の違いはなかったと報告されています7。そしてこれらを含めた13の研究をまとめた報告8では朝食

を食べた人のほうが1日のエネルギー摂取量が多く、朝食を抜いた人の方がむしろわずかに体重が減ったとされています。これらのことから、「ダイエットのために朝食をとりましょう」というのは妥当とは言えず、逆効果になる可能性すらあると考えられます。

　朝ごはんが大切な点としては、「2-5.たんぱく質は大切」でお話ししたように朝食を食べずにいることでたんぱく質が1食欠けてしまうデメリットがあり、筋肉にとって朝ごはんは重要である可能性があります。また、**血糖値という点において朝ごはんを抜くことで昼食後の血糖値が上がり**[9]**、2型糖尿病の人の血糖変動が大きくなる可能性が指摘されています**[10]**。糖尿病の人にとって、朝ごはんはより重要そうです。**

　朝食を食べている人は健康に繋がる可能性は高いです。ただ、それは朝食を食べるか食べないかの純粋な問題ではなさそうで、他の生活環境などの影響があるかもしれません。その上で朝食を食べていない人が食べることは、筋肉や血糖値によい影響を与える可能性がありますが、単純に朝ごはんだけ増やせば肥満に繋がりますし、朝ごはんの習慣だけ変えても健康には繋がらないかもしれません。朝食がどのように健康につながるかはこれからの研究に期待されます。

参考文献

[1] Rong S, et al. Association of Skipping Breakfast With Cardiovascular and All-Cause Mortality. J Am Coll Cardiol. 2019 Apr 30;73(16):2025-2032.
https://pubmed.ncbi.nlm.nih.gov/31023424/

[2] Bi H, et al. Breakfast skipping and the risk of type 2 diabetes: a meta-analysis of observational studies. Public Health Nutr. 2015 Nov;18(16):3013-9.
https://pubmed.ncbi.nlm.nih.gov/25686619/

[3] Ma X, et al. Skipping breakfast is associated with overweight and obesity: A systematic review and meta-analysis. Obes Res Clin Pract. 2020 Jan-Feb;14(1):1-8.
https://pubmed.ncbi.nlm.nih.gov/31918985/

[4] Li Z, et al. Skipping Breakfast Is Associated with Hypertension in Adults: A Meta-Analysis. Int J Hypertens. 2022 Mar 3;2022:7245223.
https://pubmed.ncbi.nlm.nih.gov/35284139/

[5] Wicherski J, et al. Association between Breakfast Skipping and Body Weight-A Systematic Review and Meta-Analysis of Observational Longitudinal Studies. Nutrients. 2021 Jan 19;13(1):272.
https://pubmed.ncbi.nlm.nih.gov/33477881/

[6] Chowdhury EA, et al. The causal role of breakfast in energy balance and health: a randomized controlled trial in obese adults. Am J Clin Nutr. 2016 Mar;103(3):747-56.
https://pubmed.ncbi.nlm.nih.gov/26864365/

[7] Dhurandhar EJ, et al. The effectiveness of breakfast recommendations on weight loss: a randomized controlled trial. Am J Clin Nutr. 2014 Aug;100(2):507-13.
https://pubmed.ncbi.nlm.nih.gov/24898236/

[8] Sievert K, et al. Effect of breakfast on weight and energy intake: systematic review and meta-analysis of randomised controlled trials. BMJ. 2019 Jan 30;364:l42.
https://pubmed.ncbi.nlm.nih.gov/30700403/

[9] Ogata H, et al. Association between breakfast skipping and postprandial hyperglycaemia after lunch in healthy young individuals. Br J Nutr. 2019 Aug 28;122(4):431-440.
https://pubmed.ncbi.nlm.nih.gov/31486356/

[10] Hashimoto Y, Osaka T, et al. Skipping breakfast is associated with glycemic variability in patients with type 2 diabetes. Nutrition. 2020 Mar;71:110639.
https://pubmed.ncbi.nlm.nih.gov/31869658/

真実の健康情報は面白くない

　この本ではとくにご高齢の人を中心としてどのようなことに気をつけていれば、健康につながるのかについて、大切なことを書き連ねました。科学的な背景については表現に気をつけつつ現時点でわかっていることをお伝えしました。そのため正直に言うと、面白くない内容になってしまっているのではないかと感じています。

　例えば、「お酢は健康によいですよ！　ダイエットに最適です！　僕はこう飲んでいます！」みたいなお話の方がたぶん、世間的にはウケます。実際、書店にはそちらの本のほうが多いです。科学的な表現について適切に書くあまり、「えっ結局何をしたらよいの？」と思われた人もいるかもしれません。

　私としてはまず、「正確な情報を知ってほしい」と思っています。医学情報(を含めた科学的な情報)はモノトーンではなくその質によって濃淡があり、それが時代とともに変化します。そのため、「健康のために〇〇をした方がよい」ということについては、それがどこまでの根拠で推奨されていることなのか、健康のための「健康」とはなんな

のか、についてかなり曖昧のまま広がっています。これらを具体的に知ることで、よりその生活習慣を実施しやすくなると信じていますし、そういった医学的な知識を知っていただいて、ご家族や友人にお話ししていただいて、自分も周りの人も健康になっていただきたいと思っています。

　この本の執筆を始めた時には普段のいろいろの仕事をしながら十分できると思っていましたが、予想外に大変でした。執筆に当たってたくさんの論文を読み、それぞれの吟味を行い、まとめる。結局、締め切りが押せ押せになって、出版社のスタッフの方々には大変ご迷惑をおかけしました。また本の執筆に集中している時には一部の仕事の進行が遅くなり、そちらに関してもご迷惑をおかけしました。そして、執筆・出版につきましてご協力いただいた方々、大変感謝申し上げます。

　今回のことで私のお伝えしたい内容を総動員しましたので、次回作があるかはどうかわかりませんが、今後ともよろしくお願いいたします。

大坂貴史

［著者略歴］

大坂貴史（おおさか・たかふみ）

医師。京都府立医科大学卒業後、京都南病院で初期臨床研修を経て京都第二赤十字病院に就職。その後、京都府立医科大学大学院博士課程で医学博士を取得し、現在は綾部市立病院 内分泌・糖尿病内科部長、京都府立医科大学大学院医学研究科内分泌糖尿病代謝内科学講座客員講師。糖尿病専門医・指導医、総合内科専門医、日本医師会認定健康スポーツ医。市中病院で糖尿病をもつ患者さんを診察しながら、大学で糖尿病に対する研究を行っている。糖尿病と筋肉、糖尿病運動療法が専門。幸せになる運動の開発が現在の研究テーマ。趣味は料理とワイン。日本ソムリエ協会認定ワインエキスパート、SAKE DIPLOMA。居合道・弓道・合気道有段者。YouTube、Xで医療情報を発信している。YouTubeの掛け声は「健康はぁ～筋肉ぅ～」

75歳の親に知ってほしい！

筋トレと食事法

2023年12月11日　初版発行
2024年 2月 9日　第2刷発行

著　者	大坂貴史
発行者	小早川幸一郎
発　行	株式会社クロスメディア・パブリッシング

〒151-0051 東京都渋谷区千駄ヶ谷4-20-3 東栄神宮外苑ビル
https://www.cm-publishing.co.jp
◎本の内容に関するお問い合わせ先：TEL(03) 5413-3140／FAX(03) 5413-3141

発　売	株式会社インプレス

〒101-0051 東京都千代田区神田神保町一丁目105番地
◎乱丁本・落丁本などのお問い合わせ先：FAX (03) 6837-5023
service@impress.co.jp
※古書店で購入されたものについてはお取り替えできません

印刷・製本	中央精版印刷株式会社